Tanya Kohli
Aruna Kanaparthy
Anurag Jain

Endodontia em pacientes sistemicamente comprometidos

AF536659

Tanya Kohli
Aruna Kanaparthy
Anurag Jain

Endodontia em pacientes sistemicamente comprometidos

Um guia para a gestão e cuidados de elevada qualidade

ScienciaScripts

Imprint
Any brand names and product names mentioned in this book are subject to trademark, brand or patent protection and are trademarks or registered trademarks of their respective holders. The use of brand names, product names, common names, trade names, product descriptions etc. even without a particular marking in this work is in no way to be construed to mean that such names may be regarded as unrestricted in respect of trademark and brand protection legislation and could thus be used by anyone.

Cover image: www.ingimage.com

This book is a translation from the original published under ISBN 978-620-8-11937-9.

Publisher:
Sciencia Scripts
is a trademark of
Dodo Books Indian Ocean Ltd. and OmniScriptum S.R.L publishing group

120 High Road, East Finchley, London, N2 9ED, United Kingdom
Str. Armeneasca 28/1, office 1, Chisinau MD-2012, Republic of Moldova, Europe
Printed at: see last page
ISBN: 978-620-8-32128-4

Copyright © Tanya Kohli, Aruna Kanaparthy, Anurag Jain
Copyright © 2024 Dodo Books Indian Ocean Ltd. and OmniScriptum S.R.L publishing group

Índice

1) INTRODUÇÃO

Atualmente, os especialistas em medicina dentária têm de avaliar e gerir pacientes com um número crescente de problemas médicos e físicos complexos. Isto representa uma dificuldade. Os indivíduos idosos têm muito mais probabilidades de serem, pelo menos, parcialmente dentados, de terem um historial médico complicado e de utilizarem vários medicamentos, para além do facto de a sua esperança média de vida ter aumentado significativamente nos últimos 50 anos. Os pacientes com problemas cardíacos, doenças pulmonares, hipertensão, diabetes, doenças do sangue, gravidez e pacientes de radioterapia estão entre as condições prevalecentes que os endodontistas vêem regularmente.[1]

As condições médicas comuns com que o dentista se depara na prática diária e que requerem conhecimentos adicionais incluem doenças cardíacas, doenças pulmonares, hipertensão, diabetes, distúrbios hemorrágicos, doentes grávidas, interações medicamentosas múltiplas, doenças infecciosas, complicações renais, diabetes e doentes submetidos a radioterapia. Quando o tratamento é efectuado num indivíduo saudável, é suficiente concentrar-se na parte técnica do procedimento, mas quando é necessário tratar doentes com doenças sistémicas que estão sob controlo médico, é igualmente importante evitar qualquer potencial emergência ou complicação médica.

O mundo está a registar um crescimento no número e na proporção de pessoas idosas na população, devido ao qual a incidência de uma série de patologias tem vindo a aumentar, produzindo assim um aumento no número de indivíduos com condições médicas sistémicas que podem afetar a saúde oral e o tratamento dentário subsequente. A gestão dentária de pacientes medicamente comprometidos pode ser por vezes problemática em termos de complicações orais, terapia dentária e cuidados de emergência. A avaliação e o tratamento destes doentes é uma das dificuldades que os especialistas dentários modernos têm de ultrapassar. Os pacientes idosos com histórias médicas complicadas e uso de muitos medicamentos têm uma probabilidade muito maior de serem, pelo menos, um pouco dentuços. É necessário um historial completo para determinar o estado clínico do doente.[2]

Os doentes que sofrem de doenças cardíacas, como a cardiopatia isquémica, a hipertensão, a doença valvular e os sopros cardíacos, são propensos a angina ou enfarte do miocárdio. Os pacientes dentários que sofrem de doença pulmonar obstrutiva, como bronquite crónica, enfisema e asma brônquica, podem ser tratados com pequenos ajustes nos procedimentos. A diabetes é uma doença do metabolismo resultante de uma secreção deficiente de insulina, de vários graus de resistência à insulina ou de ambos.

O tratamento de doentes dentários diabéticos deve dar prioridade à manutenção de uma boa saúde periodontal, à prestação de cuidados dentários completos com a menor perturbação possível do equilíbrio metabólico e à identificação de co-morbilidades relacionadas com a diabetes. Um dentista tem de estar habilitado para o diagnóstico e tratamento de distúrbios hemorrágicos no consultório dentário, de modo a evitar quaisquer complicações - menores ou com risco de vida - causadas por estas condições. É crucial recolher um historial completo para determinar o estado clínico do doente. Esta dissertação da biblioteca inclui uma breve descrição geral das doenças acima referidas, juntamente com conselhos sobre a forma como os endodontistas devem lidar com estes problemas médicos nos consultórios dentários.[3]

IMPORTÂNCIA DA HISTÓRIA MÉDICA E DENTÁRIA

A aquisição de um historial médico completo é crucial.[2] Para avaliar o estado de saúde de um doente, é utilizado um processo de recolha de informações. Inclui uma análise sistemática da queixa principal do doente, uma história exaustiva da queixa, informações sobre as condições médicas passadas e actuais, histórias sociais e familiares relevantes e uma análise dos sintomas dos sistemas orgânicos. A interpretação destes dados tem três objectivos principais: permite monitorizar as condições médicas e avaliar as condições sistémicas subjacentes de que o paciente pode ou não estar ciente; estabelece uma base para avaliar se a saúde sistémica do paciente pode ser afetada pelo tratamento dentário; e oferece uma avaliação preliminar do potencial impacto da saúde sistémica do paciente na sua saúde oral e/ou no tratamento dentário. [3, 4]

Cada condição identificada durante o processo de recolha da história clínica pode afetar os cuidados dentários de uma forma única. Por exemplo, a medicação prescrita para uma condição médica pode causar um problema durante a administração de um anestésico local ou pode interagir com a medicação para a dor prescrita após o tratamento. Certos pacientes medicamente comprometidos só devem ser tratados num ambiente hospitalar onde os problemas de emergência, caso surjam, possam ser imediatamente abordados e prontamente tratados de forma controlada. A história dentária passada (PDH) também deve ser obtida como uma revisão dos sistemas, especialmente quando o doente apresenta factores dentários e médicos complicadores, tais como necessidades de restauração e periodontais associadas a uma doença sistémica como a diabetes.

Devem ser registadas ou obtidas posteriormente, caso não estejam imediatamente disponíveis junto do paciente, informações pormenorizadas sobre quaisquer complicações adversas anteriores do tratamento dentário. O tratamento dentário provoca alterações na homeostasia do doente. Poderá ser necessário utilizar agentes de avaliação dos riscos após as extracções. São discutidas aqui muitas condições médicas diferentes e são sugeridos protocolos para a modificação dos cuidados dentários. No doente com doença pré-existente, a preparação para o tratamento dentário deve incluir a determinação do estado da doença. O clínico deve compreender a natureza da doença do doente e a forma como esta pode afetar a sua fisiologia e a sua resposta ao tratamento dentário e à cicatrização pós-tratamento dentário. Saber como gerir potenciais complicações também é importante e é discutido mais adiante.

A homeostase do paciente é alterada pelo tratamento dentário. As perturbações médicas subjacentes podem modificar os resultados dos estímulos microbiológicos, físicos e psicológicos provocados pelos cuidados dentários. Por conseguinte, os problemas médicos subjacentes ditam frequentemente as alterações necessárias para prestar cuidados dentários seguros e adequados. Para avaliar e decidir que alterações devem ser efectuadas antes, durante e após o tratamento dentário, é necessário efetuar uma avaliação dos riscos. Cada fase do tratamento pode exigir um conjunto diferente de ajustes. Por exemplo, a substituição de esteróides ou a profilaxia antibiótica podem ser necessárias antes do tratamento, o posicionamento do doente em decúbito dorsal durante os procedimentos dentários pode não ser viável, ou a utilização de agentes hemostáticos específicos pode ser necessária após extracções. São aqui discutidas muitas condições médicas diferentes e são sugeridos protocolos para a modificação dos cuidados dentários. No entanto, é da responsabilidade do prestador de cuidados de saúde oral obter toda a informação pertinente que possa ter impacto nos cuidados do doente.

PLANEAMENTO DO TRATAMENTO DENTÁRIO CLINICAMENTE COMPROMETIDO

PACIENTE

1. Compreensão da natureza da doença do doente
2. Impacto na fisiologia
3. Resposta ao tratamento dentário
4. Cicatrização pós-tratamento dentário
5. Gerir potenciais complicações

PREVENTION	PREPARATION	ACTION
• Medical questionnaire • Doctor patient encounter • Physical examination	• Staff training • Emergency equipment	• Basic life support

QUADRO 1

ESTADO FÍSICO DA ASA

ASA I: Um doente normal, saudável, sem doença sistémica ASA

II: Um doente com doença sistémica ligeira ASA

III: Um doente com doença sistémica grave que limita a atividade mas não é incapacitante ASA

IV: Um doente com uma doença sistémica incapacitante que constitui uma ameaça constante para a vida ASA

V: Um doente moribundo que não se espera que sobreviva 24 horas com ou sem uma operação ASA

VI: Doente declarado em morte cerebral cujo órgão é retirado para fins de doação

ASA E: Operação de emergência de qualquer tipo, com o E a preceder o número para indicar o estado físico do doente (por exemplo, ASA E-III)

GESTÃO DURANTE UMA EMERGÊNCIA

- SUPORTE BÁSICO DE VIDA

- A regra de ouro: P- A- B- C-D

P- Posição do paciente na cadeira dentária.

A -A via aérea deve estar aberta e patente.

B -A respiração deve ser mantida.

C- A circulação do sangue na artéria carótida é avaliada para verificar se o coração está a bater e a perfundir adequadamente o cérebro.

D-Terapia definitiva (desfibrilhação), ou seja, utilização de fármacos ou marcação de emergência, em função dos sinais físicos e da situação de emergência apresentada.

POSIÇÃO (P)

-Para um doente consciente: A posição que for mais confortável para o doente

-Para um doente inconsciente: Todos os doentes inconscientes são colocados numa posição que aumente o fluxo cerebral com o mínimo de interferência na ventilação.

- Colocar o doente em posição supina
- Cabeça ao mesmo nível do corpo
- Pés ligeiramente elevados (ângulo de 10-15)

AERONAVE (A)

- Manobra de impulso da mandíbula
- Inclinação da cabeça e elevação do queixo

RESPIRAÇÃO (B)

- Durante a avaliação imediata da respiração, é vital diagnosticar e tratar imediatamente os problemas respiratórios que ameaçam a vida.
- i. Sinais clínicos - Sudorese, cianose, uso dos músculos acessórios da respiração e respiração abdominal.
- ii. Ver o peito da vítima a mexer nem sempre significa que a vítima está

a respirar, mas sim que está a tentar respirar.

- iii. Contar a frequência respiratória. O aumento da frequência respiratória indica doença, um aviso de que o doente pode deteriorar-se e necessitar de ajuda médica.

CIRCULAÇÃO (C)

- Os desmaios simples ou episódios vasovagais são a causa mais provável de problemas de circulação na prática dentária geral.

i. Observa a cor das mãos e dos dedos: São azuis, cor-de-rosa, pálidos ou mosqueados?

ii. Avaliar a temperatura dos membros, apalpando a mão do doente: Estão frias ou quentes?

iii. Medir o tempo de reenchimento capilar - Aplicar pressão cutânea durante 5 segundos na ponta de um dedo à altura do coração, com pressão suficiente para causar branqueamento, e verificar o tempo de reenchimento.

iv. O tempo de enchimento normal é inferior a 2 segundos, o aumento do tempo de enchimento indica uma má perfusão periférica.

v. Contar a pulsação do doente.

vi. A palpação da artéria carótida é preferível em crianças e adultos; o pulso braquial é preferível em bebés.

vii. Pulsos fracos num doente com um nível de consciência diminuído e tempo de enchimento capilar lento sugerem uma tensão arterial baixa.

viii. Na ausência de pulsos palpáveis, deve iniciar-se imediatamente a compressão torácica.

EQUIPAMENTOS DE EMERGÊNCIA

- Equipamento crítico de emergência
  - Bisturi ou agulha de cricotirotomia
  - Vias respiratórias orofaríngeas e nasofaríngeas
  - Via aérea com máscara laríngea

- Laringoscópio e tubos endotraqueais

- Equipamento de emergência secundário
    - Sistema de fornecimento de O2
    - Desfibrilhador automático externo

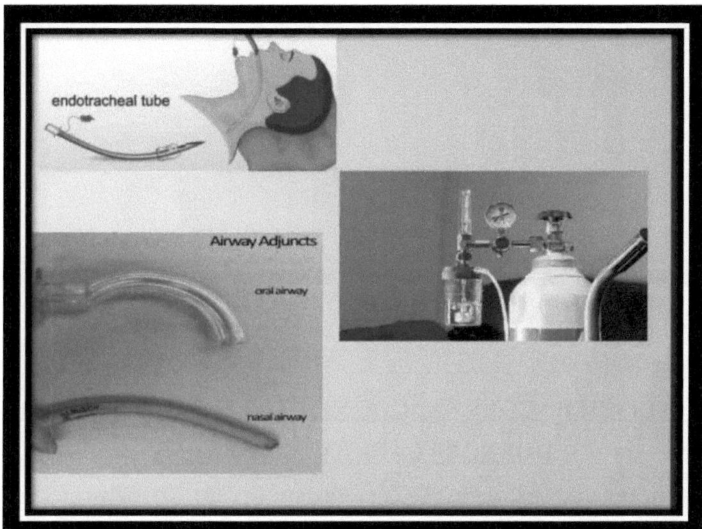

FIG 1

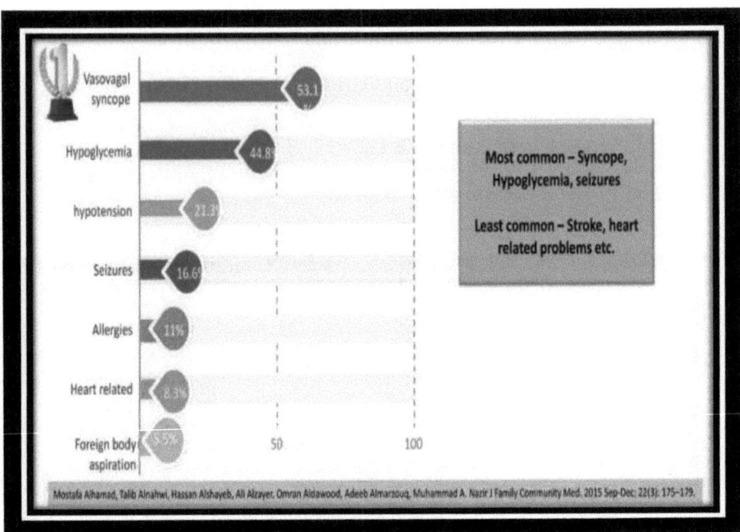

INCIDÊNCIA DE EMERGÊNCIAS NA CLÍNICA DENTÁRIA

FIG 2

1. CONSIDERAÇÕES ENDODÔNTICAS EM PACIENTES COM DOENÇAS CARDIOVASCULARES

As doenças cardiovasculares (DCV) tornaram-se cada vez mais comuns nos tempos modernos; por conseguinte, um dentista deve estar ciente das modificações e precauções a tomar durante o tratamento de um doente que sofra de perturbações cardiovasculares. De acordo com a OMS, Global status report on noncommunicable diseases (2014), 17,5 milhões de pessoas morrem todos os anos de DCV, estimando-se que 31% de todas as mortes. Considerações importantes durante o tratamento incluem a manutenção da pressão arterial, do pulso, do débito cardíaco e do oxigénio do miocárdio e a prevenção da bacteriemia através de antibióticos profilácticos. Deve ser efectuada uma avaliação dentária abrangente que envolva uma história clínica completa e uma avaliação pré-médica, incluindo uma avaliação dos sinais vitais (por exemplo, pulso, pressão arterial, frequência e profundidade da respiração e temperatura).

Os doentes que sofrem de doenças cardiovasculares são vulneráveis ao stress físico e emocional. Se, além disso, os doentes tiverem de se submeter a tratamento dentário, o stress será ainda maior. Os doentes cardíacos têm um risco mais elevado de colapso, outras emergências cardíacas, como ataques de angina e/ou interações medicamentosas, na clínica dentária. Os problemas cardiovasculares que requerem atenção especial e modificação do plano de tratamento dentário incluem endocardite infecciosa, doença cardíaca isquémica, enfarte do miocárdio, arritmias cardíacas e insuficiência cardíaca congestiva. Nos doentes com doença cardiovascular, as considerações mais importantes durante o tratamento incluem a manutenção da pressão arterial, pulso, débito cardíaco e oxigénio do miocárdio e a prevenção da bacteriemia através de antibióticos profiláticos. Deve ser efectuada uma avaliação dentária abrangente que envolva uma história clínica completa e uma avaliação pré-médica, incluindo uma avaliação dos sinais vitais (por exemplo, pulso, pressão arterial, frequência e profundidade da respiração e temperatura

A) HIPERTENSÃO

A hipertensão é um sinal de doença cardiovascular que pode indicar uma variedade de condições subjacentes e comorbilidades, incluindo a diabetes. A hipertensão parece estar associada a uma sobrevivência reduzida (ou seja, a presença contínua do dente na boca) de dentes tratados endodonticamente. Num estudo do Serviço de Saúde Indiano em dois estados dos EUA, foram examinados 4500 pacientes. Verificou-se que os pacientes que tinham diabetes e/ou hipertensão tinham uma probabilidade significativamente reduzida de retenção de dentes tratados endodonticamente num período de 10 anos. Noutra coorte que incluía mais de 49.000 dentes seguidos durante cerca de 2 anos, os investigadores verificaram que a presença de diabetes e/ou hipertensão resultava numa redução significativa da retenção dentária. É de salientar, no entanto, que o estudo da sobrevivência dos dentes na ausência de um diagnóstico endodôntico exato e da avaliação da saúde periapical é confundido pelo facto de a diabetes e as doenças cardiovasculares estarem também associadas à doença periodontal, que pode ter desempenhado um papel importante na perda destes dentes.

A pressão arterial é determinada pela quantidade de sangue que o coração bombeia (ou seja, o débito cardíaco) e pela resistência ao fluxo sanguíneo no sistema vascular. O débito cardíaco, por sua vez, é determinado pela frequência com que a bomba se contrai (ou seja, a frequência cardíaca) e pela quantidade de sangue ejectada durante cada batimento (ou seja, o volume sistólico)[5] . Os doentes hipertensos são definidos como os que estão a receber tratamento para a hipertensão ou os que têm uma pressão arterial sistólica média (PAS) igual ou superior a 140 mm Hg e/ou uma pressão arterial diastólica média (PAD) igual ou superior a 90 mm Hg.[6] A mesma classificação é utilizada em indivíduos jovens, de meia-idade e idosos. Os doentes com pré-hipertensão têm um risco acrescido de desenvolver hipertensão, os que têm valores de tensão arterial de 130-139/80-89 mmHg têm um risco duas vezes maior de desenvolver hipertensão do que os que têm valores mais baixos.[7] Os doentes com hipertensão não tratada ou tratada de forma inadequada correm um risco acrescido de desenvolver complicações agudas como enfarte do miocárdio, acidente vascular cerebral e complicações crónicas da hipertensão. A hipertensão é uma doença cardiovascular altamente prevalente, que afecta mais de mil milhões de pessoas em todo o mundo.[8] A hipertensão foi apelidada de "assassino silencioso" porque afecta frequentemente os órgãos-alvo (rins, coração, cérebro, olhos) antes do aparecimento de sintomas clínicos

Classification	SBP (mmHg)	DBP (mmHg)
Normal	<120	and <80
Prehypertension	120–139	or 80–89
Stage 1 hypertension	140–159	or 90–99
Stage 2 hypertension	≥160	≥100

SBP systolic blood pressure; *DBP* diastolic blood pressure

CLASSIFICAÇÃO DA HIPERTENSÃO

QUADRO 2

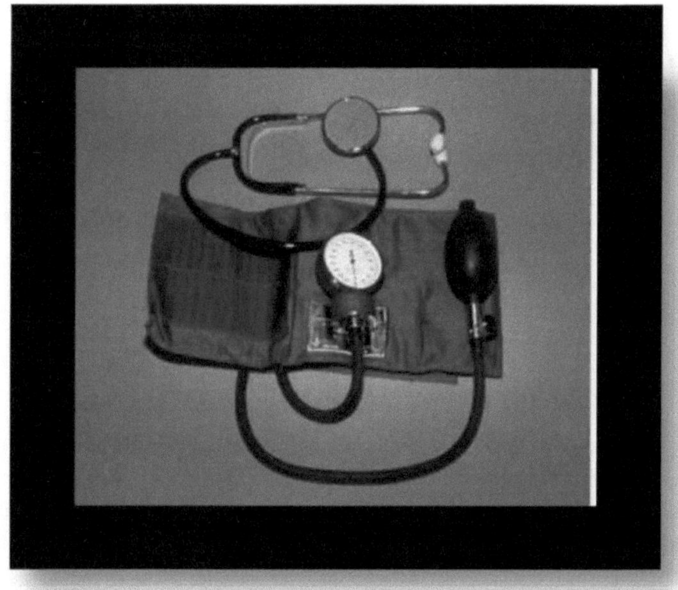

FIG 3

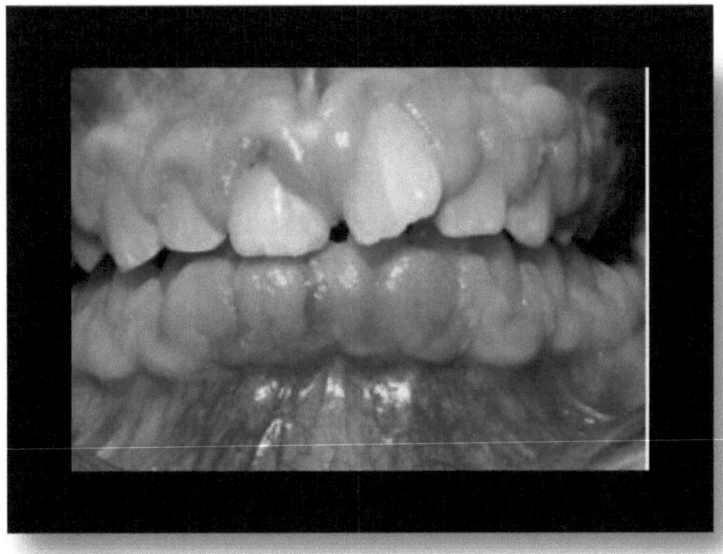

Hiperplasia gengival num doente a tomar um bloqueador dos canais de cálcio.

FIG 4

B) HIPERTENSÃO DA BATA BRANCA

A tensão arterial no local de trabalho é normalmente mais elevada do que a tensão arterial registada fora do local de trabalho, o que pode estar relacionado com preocupações ou com uma reação condicional a uma circunstância fora do normal. Quando a tensão arterial é normal fora do local de trabalho, mas continuamente elevada no seu interior, designa-se por hipertensão da bata branca (HBC).[4] A HBB é diferente do efeito da bata branca (ECB), que se refere a uma tensão arterial elevada no consultório, mas em que a hipertensão pode ou não estar presente fora do mesmo. A hipertensão mascarada refere-se ao facto de um doente ter uma tensão arterial normal no consultório mas apresentar hipertensão fora dele. É importante que os médicos reconheçam a HBB e a hipertensão mascarada. É controverso se a HBB está associada a um risco cardiovascular acrescido, mas os doentes com hipertensão mascarada têm um risco cardiovascular acrescido.

Diagnosis	Office blood pressure	Blood pressure outside office	Associated with adverse outcomes
White coat hypertension	Elevated	Normal	Controversial
White coat effect	Elevated	Normal or high	Controversial
Masked hypertension	Normal	Elevated	Yes

HIPERTENSÃO DO AVENTAL BRANCO, EFEITO DO AVENTAL BRANCO E HIPERTENSÃO MASCARADA

QUADRO 3

GESTÃO ENDODÔNTICA

Embora não existam diretrizes claras para o estabelecimento de um ponto de corte para o tratamento dentário de emergência ou de rotina, é geralmente aceite que os pacientes com PAS superior a 180 ou PAD superior a 110 devem ser levados a consulta médica e tratamento antes do tratamento dentário e apenas deve ser considerada a gestão de emergência da dor ou infeção aguda.[11]Embora os vasoconstritores possam precipitar elevações significativas da pressão arterial, numerosos estudos demonstraram que a utilização de um a dois cartuchos de lidocaína a 2% com epinefrina 1:100.000 (0,018 a 0,036 mg Adr) é pouco significativa na maioria dos pacientes com hipertensão. Ao melhorar o nível de anestesia, os vasoconstritores reduzem o risco de libertação endógena de catecolaminas que pode resultar de um controlo inadequado da dor. No entanto, em doentes com doença avançada, são necessárias precauções especiais.

Os cuidados dentários electivos devem ser evitados nas seguintes situações: Doentes com tensão arterial superior ou igual a 180/110 (hipertensão de fase III); Doentes com sintomas hipertensivos Os sintomas hipertensivos incluem dor de cabeça occipital, visão deficiente, zumbido nos ouvidos, tonturas, fraqueza e formigueiro nas mãos e nos pés. Se for necessário um tratamento dentário de emergência, é necessária uma consulta médica e as quantidades de vasoconstritor devem ser limitadas a um a dois cartuchos de solução

1:100.000 (0,018 a 0,036 mg de epinefrina). Em doentes com tensão arterial de 160179/100-109 (hipertensão de estádio II), a epinefrina deve ser limitada a três cartuchos (0,054 mg). Nestes doentes, deve ser evitada a utilização do cordão de retração com epinefrina e as injecções intraligamentares e intra-ósseas.

O doente deve ser encaminhado para um exame médico e o tratamento dentário de rotina deve ser adiado até que sejam atingidos níveis adequados de tensão arterial. Alguns efeitos adversos orais são possíveis com os medicamentos anti-hipertensivos. A maioria das pessoas que usam medicamentos anti-hipertensivos tem hipotensão ortostática, embora em graus variados. Por conseguinte, durante o tratamento, os endodontistas devem abster-se de alterar abruptamente a postura dos seus pacientes. Foi demonstrado que o uso prolongado de alguns anti-inflamatórios não esteróides (AINEs), como o naproxeno, a indometacina ou o ibuprofeno, diminui a eficácia de alguns medicamentos anti-hipertensores (IECAs, diuréticos e beta-bloqueadores).[14,18]

Pode ser utilizado paracetamol para evitar este efeito secundário. A hemorragia excessiva é especialmente possível em doentes hipertensos. Por conseguinte, os procedimentos cirúrgicos dentários agressivos devem ser efectuados com grande precaução nestes doentes. O tratamento dentário deve incluir consultas matinais curtas, um bom controlo da dor durante o procedimento, a redução do stress e da ansiedade, que pode incluir sedação consciente pré-operatória ou intra-operatória ou outras técnicas não farmacológicas, e um bom acompanhamento pós-operatório com controlo da dor utilizando medicação adequada.

A ADA tem feito um grande esforço para organizar os dentistas para ajudarem na deteção da hipertensão, medindo rotineiramente a tensão arterial dos seus pacientes. Muitas pessoas visitam o dentista pelo menos uma vez por ano, mas não consultam o seu médico durante esse período. O rastreio de todos os pacientes dentários pode localizar indivíduos com hipertensão e permitir o tratamento antes da ocorrência de doenças cardiovasculares graves. Durante muitos anos, os médicos aconselharam os dentistas que estavam a tratar pacientes com hipertensão a evitar a utilização de epinefrina nas administrações de anestesia local. Ocasionalmente, os pacientes com historial de ataque coronário também eram incluídos. Infelizmente, os anestésicos locais sem vasoconstritores têm um efeito menos profundo e uma duração de ação mais curta do que os que contêm epinefrina. Na endodontia, é necessária uma profundidade de anestesia considerável para a extirpação da polpa e para a cirurgia.

Qualquer dor sentida pelo doente pode produzir muito mais epinefrina no seu próprio sistema do que a que seria incluída na solução anestésica. Por esse motivo, o teor de epinefrina de 1:100.000 disponível em muitas soluções anestésicas é considerado seguro. Estas soluções devem ser injectadas muito lentamente, a uma velocidade não superior a 30 seg/ml, com aspiração frequente para evitar a injeção direta num vaso sanguíneo. O calibre da agulha deve ser de 27 gauge ou superior para ser suficientemente largo para que o sangue volte para a seringa quando aspirado. É aconselhável colocar as cápsulas de anestésico numa câmara de aquecimento durante alguns minutos antes da injeção. Isto aquece a solução desde a temperatura ambiente, à qual é normalmente armazenada, até um pouco acima da temperatura corporal e permite uma injeção menos dolorosa. Esta é uma boa prática a seguir antes de qualquer injeção. Uma vez que qualquer ansiedade induz um aumento da tensão arterial, a terapia deve ser desenvolvida de modo a criar um ambiente tão tranquilo quanto possível. A apresentação do caso deve ser simplificada, com uma menção mínima de quaisquer complicações ou possíveis falhas.

Toda a terapia deve ser efectuada com firmeza e confiança. O médico do paciente deve ser consultado sobre a necessidade de pré-medicação. Muitos destes pacientes podem já estar a receber algum tipo de tratamento hipnótico ou tranquilizante. Quando a primeira consulta de uma série é tratada pelo dentista de forma suave, competente e indolor, o doente sentirá mais alívio do ataque psicogénico do que poderia ser conseguido com qualquer pré-medicamento. No entanto, quando se prevê que uma determinada consulta para o tratamento endodôntico de um indivíduo hipertenso será longa, difícil e frustrante, deve ser utilizada uma pré-medicação adequada. O anestésico geral não deve ser utilizado no tratamento de indivíduos sabidamente hipertensos, e não mais do que três cápsulas de solução anestésica devem ser usadas numa mesma consulta. Para além disso, é preferível marcar as consultas mais cedo para que o doente não tenha de pensar na cirurgia seguinte durante todo o dia. Pode ser necessária medicação prévia à noite antes das consultas antecipadas. Uma única consulta não deve, se possível, durar mais de uma hora. Se o dentista notar que o doente está a ficar demasiado stressado, a sessão deve terminar.[102]

C) INSUFICIÊNCIA CARDÍACA CONGESTIVA

Na insuficiência cardíaca congestiva, existe um desfasamento entre o fornecimento de sangue e a procura de órgãos. É necessário determinar, através de consulta médica, o estado da doença antes do tratamento (ou seja, é estável ou instável?). A condição é frequentemente confundida com hipertensão, história de enfartes, insuficiência renal, tirotoxicose e doença pulmonar obstrutiva crónica (DPOC). Os doentes podem ter um miocárdio danificado e ser mais propensos a reinfartos após um enfarte recente, o que os pode colocar em risco de insuficiência cardíaca. Um fator importante na doença pode ser a dosagem de epinefrina utilizada. Os vasoconstritores devem ser evitados em doentes que estejam a receber digitálicos, pois podem causar arritmias cardíacas.[12]

CONSIDERAÇÕES ENDODÔNTICAS

Uma vez que a aspirina pode levar à retenção de sódio e de líquidos, é importante evitá-la em doentes com insuficiência cardíaca. Os medicamentos utilizados por doentes com insuficiência cardíaca podem estar associados a determinados efeitos secundários de significado dentário, como xerostomia, reação liquenoide e hipotensão ortostática.[14] O médico deve estar preparado para potenciais complicações. No paciente com múltiplas condições comórbidas, apenas as necessidades dentárias urgentes devem ser atendidas, de preferência em ambiente hospitalar. O tratamento dentário conservador de rotina pode ser efectuado em ambulatório para doentes considerados estáveis e sem problemas graves. Deve ser efectuado um tempo de protrombina antes de iniciar o tratamento e, para evitar uma maior acumulação de líquido pulmonar, o doente deve ser mantido de pé durante o procedimento. Um doente com um coração subcompensado pode ter dispneia e edema pulmonar se for colocado em posição supina, o que pode complicar os tratamentos dentários.[21] O tempo de protrombina é medido com o rácio normalizado internacional (INR) e é utilizado para monitorizar os efeitos dos anticoagulantes nos doentes. O intervalo aceite de INR para realizar procedimentos endodônticos electivos é de 2-4[22] e deve ser verificado no dia anterior à terapia endodôntica. Considerações importantes são[23] :

1. Pré-medicação, 2-5 mg de diazepam 1 h antes do procedimento para reduzir a ansiedade.

2. A anestesia sem vasoconstritores pode ser utilizada para os procedimentos.

3. As consultas curtas, a posição semi-supina na cadeira e a disponibilidade da forma sublingual de nitroglicerina são consideradas como procedimentos de segurança.

4. Os doentes que recebem aspirina podem ser considerados normais, embora possa estar associado um aumento das hemorragias.

D) DOENÇA CARDÍACA ISQUÉMICA

A doença cardíaca isquémica é o termo utilizado para descrever a doença cardíaca aterosclerótica coronária que progrediu até ao ponto em que surgem sintomas. Na população em geral, é um pouco prevalente, especialmente à medida que as pessoas envelhecem, e normalmente manifesta-se como insuficiência cardíaca ou angina. [10]A angina pode causar dor no braço, no maxilar, na face ou nos dentes e é frequentemente provocada por esforço físico ou stress. Para certas pessoas, o medo e a ansiedade associados à realização de um tratamento dentário podem ser o catalisador que desencadeia a angina.[11]

GESTÃO ENDODÔNTICA

Os ataques de angina resultantes de isquemia cardíaca podem ser precipitados por tratamentos dentários. Isto pode levar a enfarte e paragem cardíaca. Os doentes dentários com história prévia de angina ou de enfarte do miocárdio são abordados de forma semelhante. Os doentes com antecedentes de enfarte do miocárdio há menos de 6 meses antes da consulta de medicina dentária devem ser dissuadidos de recorrer a cuidados dentários electivos devido à sua maior suscetibilidade de sofrerem enfartes repetidos e outras complicações cardiovasculares. Os cuidados dentários devem ser guardados para circunstâncias extremas, em que é necessário aliviar o desconforto odontogénico.[18] A sedação reduz a capacidade do doente de comunicar a angina, pelo que não deve ser utilizada em doentes ambulatórios com angina. Durante sessões prolongadas, o dentista deve verificar periodicamente a tensão arterial e a pulsação do doente.[15]

Estes doentes beneficiam de empatia, de consultas matinais curtas, de pré-medicação oral com ansiolíticos ou nitroglicerina profiláctica, de sedação com óxido nitroso e oxigénio, de administração lenta de um anestésico com epinefrina (1:100.000) com aspiração, de um controlo adequado da dor (durante e após a consulta dentária) e de monitorização cardíaca. O doente com angina ligeira ou moderada deve ser lembrado de trazer consigo os seus comprimidos de nitroglicerina em caso de ataque durante o tratamento. Se existir uma doença pulmonar comórbida (doença pulmonar obstrutiva crónica), a dose de oxigénio fornecida através de cânula ou de administração de oxigénio nitroso não deve exceder 3 L/min. Os doentes devem ser colocados numa posição semi-supina na cadeira dentária. Isto ajuda a evitar a potencial aspiração de fluidos ou materiais.

É importante ter em conta que as queixas de dor orofacial relacionadas com a DIC são pouco frequentes. Os médicos podem deparar-se com um enigma de diagnóstico quando lidam com uma referência de origem cardíaca deste tipo. Um diagnóstico incorreto pode levar a procedimentos dentários desnecessários, mas, mais importante ainda, pode adiar o tratamento adequado do problema cardíaco. É fundamental distinguir entre a origem da dor e o local da dor, de modo a direcionar adequadamente a fonte da dor com o tratamento.[11] Os procedimentos cirúrgicos dentários podem resultar num aumento da hemorragia perioperatória quando são utilizados anticoagulantes e medicamentos antiplaquetários para prevenir a aterotrombose em doentes cardíacos.[22] Aconselha-se a não deixar de tomar estes medicamentos quando se efectuam pequenas intervenções cirúrgicas, uma vez que isso pode levar a problemas maiores.[ ][15,22]

O doente deve ter a hemorragia local excessiva sob controlo se estiver a tomar medicação antiplaquetária. O rácio normalizado internacional (INR) no dia do tratamento deve ser verificado se o doente estiver a tomar anticoagulantes. Podem ser realizadas pequenas intervenções cirúrgicas orais com hemostase local adicional, mesmo que o INR seja inferior a 4,0.[1] 8 Os doentes com um INR superior a 4,0 não devem ser submetidos a qualquer intervenção cirúrgica dentária sem consultar previamente o seu cardiologista

para obter aconselhamento sobre a alteração da medicação, obter uma opinião especializada e dar a sua aprovação.[14]
As potenciais reacções adversas devem ser tidas em conta após o tratamento (por exemplo, a interação entre AINE, penicilina, tetraciclinas, metronidazol e anticoagulantes), uma vez que pode ser necessário considerar a administração de antibióticos profiláticos para evitar infecções. Aos doentes cardíacos também podem ser prescritos digitálicos (digoxina em alguns países), que podem aumentar as náuseas e exacerbar o reflexo de vómito, o que deve ser considerado se não for utilizado um dique de borracha.
As considerações relativas à modificação do tratamento para pacientes com doença cardíaca isquémica devem incluir consultas matinais, consultas curtas, pré-medicação oral com um medicamento ansiolítico ou sedação com óxido nitroso ou oxigénio, utilização limitada de vasoconstritores, controlo adequado da dor (durante e após a consulta dentária) e possível monitorização cardíaca.

E) SOPROS CARDÍACOS E DOENÇA VALVULAR

No tratamento de doentes com doença valvular, há duas considerações importantes a ter em conta: o potencial de hemorragia excessiva em doentes sob medicação anticoagulante e o risco de endocardite infecciosa. As próteses valvulares têm um maior risco de tromboembolismo e a localização da válvula aórtica é mais perigosa do que a da válvula mitral.[24] A endocardite infecciosa ou bacteriana é o termo utilizado para descrever uma infeção nas válvulas cardíacas ou na sua proximidade, provocada por uma bacteriemia. Há dois factores principais que devem ser tidos em conta no tratamento de doentes com doença valvular: a possibilidade de endocardite infecciosa (EI) e a possibilidade de hemorragia excessiva em doentes que recebem terapêutica anticoagulante.[25] Embora a EI não seja uma condição potencialmente fatal na clínica dentária, os doentes com doença cardíaca valvular podem desenvolver bacteriemia associada ao tratamento dentário que pode levar a esta doença potencialmente letal.14 Como resultado, os doentes com doença valvular patológica devem ser tratados de perto com os seus médicos, particularmente para verificar se é necessária a pré-medicação com antibióticos.[21]

GESTÃO ENDODÔNTICA

As diretrizes mais recentes afirmam que a utilização de antibióticos profiláticos só deve ser considerada para operações dentárias que envolvam a manipulação de tecido gengival ou periapical. Em geral, o paciente não corre um risco significativamente maior de desenvolver endocardite infecciosa devido a operações não cirúrgicas do canal radicular, incluindo a injeção de anestésico local, a colocação do dique de borracha e a utilização de equipamento no interior do sistema de canais. A profilaxia antibiótica não é necessária quando os instrumentos do canal não penetram nos tecidos periapicais, uma vez que a prevalência e a gravidade da bacteriémia são bastante baixas.[26]

Os doentes com válvulas cardíacas artificiais, os que têm uma história de endocardite infecciosa (EI), os que têm uma doença cardíaca congénita substancial e os que receberam um transplante cardíaco e desenvolveram valvulopatia cardíaca correm o maior risco de desenvolver EI.[[10,27]] O regime antibiótico, de acordo com as diretrizes da American Heart Association, antes de um procedimento dentário em doentes com elevado risco de EI é apresentado no quadro seguinte. Assim, a importância da saúde oral deve ser enfatizada especialmente em pacientes com doenças valvulares. Além disso, é importante aderir a todos os procedimentos de controlo de infecções aceites, que incluem a esterilização de instrumentos, o estabelecimento de barreiras, a limpeza da área de cirurgia e da clínica dentária e, de um modo geral, a manutenção da higiene do bloco operatório. Foi demonstrado que a utilização de um elixir bucal antimicrobiano (clorexidina a 0,2%) antes de receber qualquer tratamento dentário pode reduzir a bacteriémia oral.[14]

Regimen	Drugs (single dose 30–60 min before procedure)
Standard regimen	Adults: 2.0 g amoxicillin Children: 50 mg/kg amoxicillin
Patients allergic to penicillin (oral)	Adults: 2 g cephalexin or other first- or second-generation cephalosporin Or 600 mg clindamycin Or 500 mg azithromycin or clarithromycin Children: 50 mg/kg cephalexin or other first- or second-generation cephalosporin (or) 20 mg/kg clindamycin Or 15 mg/kg azithromycin or clarithromycin
For patients allergic to penicillin and unable to take oral medications, IM/IV routes of administration is considered	Adults: 1.0 g IM or IV cefazolin or ceftriaxone Or 600 mg IM or IV clindamycin Children: 50 mg/kg IM or IV cefazolin or ceftriaxone Or 20 mg/kg IM or IV clindamycin within 30 min before the procedure

REGIMES ANTIBIÓTICOS PROFILÁCTICOS PARA ENDOCARDITE, TAL COMO RECOMENDADO PELA AMERICAN HEART ASSOCIATION

QUADRO 4

F) CONSIDERAÇÕES ENDODÔNTICAS EM PACIENTES COM ARRITMIAS CARDÍACAS

Os doentes com arritmias cardíacas correm um maior risco de complicações cardíacas mais graves, incluindo paragem cardíaca. A maioria dos doentes que se apresenta para tratamento dentário sabe que tem uma arritmia e está a tomar medicação de controlo, como procainamida, quinidina ou propranolol. Se o estado cardíaco do doente não for claro, o tratamento num ambiente hospitalar mais controlado pode ser o melhor. As melhores práticas também incluem evitar o excesso de anestesia com epinefrina. A administração excessiva de anestésico com epinefrina através de injeção intraligamentar está contra-indicada, uma vez que foi relatado que actua de forma semelhante à injeção intravenosa de epinefrina. As considerações gerais durante o tratamento dentário de um doente cardíaco (consulta médica, monitorização do doente, redução do stress e utilização limitada de vasoconstritores) devem ser rigorosamente respeitadas. Os doentes com disritmias são por vezes tratados com dispositivos electrónicos, como pacemakers, que emitem sinais eléctricos.

Foi demonstrado que estes aparelhos são susceptíveis aos sinais electromagnéticos gerados por instrumentos dentários específicos, tais como localizadores electrónicos de ápices, verificadores eléctricos de polpa e unidades electrocirúrgicas. Embora os modelos mais recentes (dispositivos bipolares com blindagem electromagnética) não sejam normalmente afectados pelos minúsculos campos electromagnéticos produzidos pelo equipamento dentário, as pessoas com pacemakers ou cardioversores-desfibrilhadores implantados devem ter cuidado ao utilizar scalers e sistemas de limpeza ultra-sónicos, bem como ao escolher luzes de polimerização de compósitos.[14,28]

P

Patient Evaluation/Risk Assessment

- Avoid elective dental care.
- If care becomes necessary, consult with physician to develop treatment plan.
- Patient is best treated in a hospital dental clinic or special care facility.

Potential Issues/Factors of Concern

A	
Antibiotics	No issues
Analgesics	Ensure adequate postoperative pain control.
Anesthesia	Avoid use of vasoconstrictor if possible. If vasoconstrictor is needed, avoid excessive amounts of epinephrine; limit to two carpules of 1:100,000 epinephrine at a time (within 30-45 minutes); greater quantities may be tolerated well clinically but with increasing risk. May need to discuss use with physician.
Allergy	No issues
Anxiety	Use stress reduction protocol (see Chapter 1). Consider the use of preoperative oral sedation (short-acting benzodiazepine) 1 hour before procedure, as well as using N_2O-O_2 inhalational sedation intraoperatively.
B	
Bleeding	If patient is taking aspirin or other antiplatelet medication, anticipate some excessive bleeding, but modification of drug regimen is not required.
Breathing	No issues
Blood pressure	Continuous monitoring of blood pressure and pulse is recommended.
C	
Chair position	Ensure a comfortable chair position and avoid rapid position changes.
D	
Drugs	Consider administering prophylactic nitroglycerin just before procedure. Provide continuous oxygen by nasal cannula or nasal mask. The use of excessive amounts of epinephrine with nonselective beta blockers can potentially cause a spike in blood pressure, but this is unlikely and appears to be dose-dependent; avoid the use of epinephrine-impregnated retraction cord.
Devices	Patients who have coronary artery stents do not require antibiotic prophylaxis; however, they are likely to be taking aspirin and/or clopidogrel (or other antiplatelet medication) to decrease the chance of stent-related thrombus. Anticipate excessive bleeding, but it generally is unnecessary to discontinue these medications.
E	
Equipment	Recommended management includes placement of intravenous line, continuous ECG monitoring, ongoing monitoring of vital signs, and use of a pulse oximeter.
Emergencies	Precipitation of an angina attack, MI, arrhythmia, or cardiac arrest is possible. Have nitroglycerin readily available as well as oxygen. Be prepared to perform CPR and activate EMS.
F	
Follow-up	Ensure that patient is maintaining regular follow-up visits with physician.

CONSIDERAÇÕES PARA DOENTES COM ANGINA INSTÁVEL OU HISTÓRIA DE ENFARTE DO MIOCÁRDIO (MI) RECENTE (NOS ÚLTIMOS 30 DIAS)

QUADRO 5

G) ENDOCARDITE INFECCIOSA (IE)

Os procedimentos dentários que envolvem a manipulação dos tecidos gengivais ou da região periapical dos dentes ou a perfuração da mucosa oral podem produzir uma bacteriemia. As bacteriémias também podem ser produzidas diariamente como resultado da escovagem dos dentes, do uso do fio dental, da mastigação ou da utilização de palitos ou dispositivos de irrigação. Embora seja improvável que uma bacteriemia induzida por um único procedimento dentário resulte em endocardite infecciosa (EI), é remotamente possível que ocorra. Os doentes com válvulas cardíacas protésicas mecânicas podem ter hemorragias excessivas após procedimentos dentários invasivos em resultado da terapêutica anticoagulante.

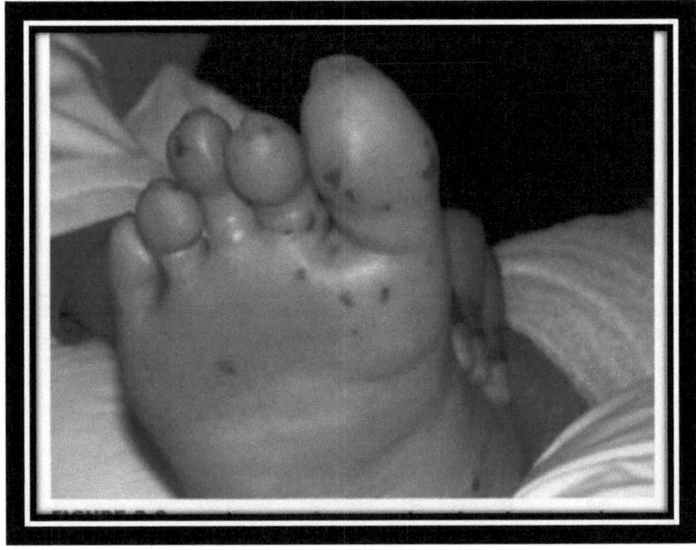

PETÉQUIAS NA ENDOCARDITE INFECCIOSA. (DE FOWLER VG JR, BAYER AS: INFECTIVE ENDOCARDITIS. EM GOLDMAN L, AUSIELLO D, EDITORES: CECIL MEDICINE, ED 23, PHILADELPHIA, 2008, SAUNDERS).

FIG 5

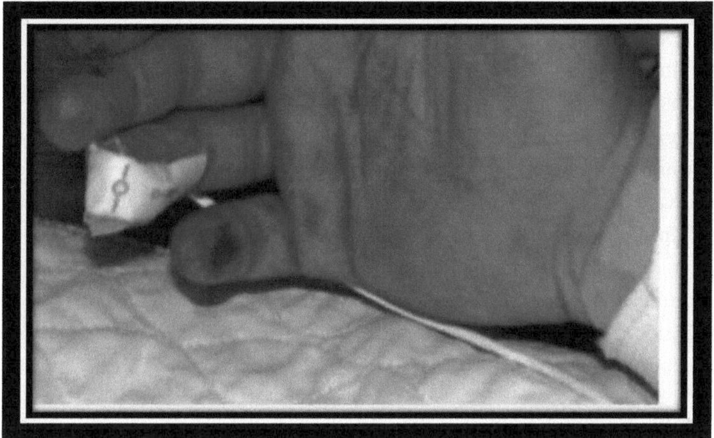

FIG 6

O NÓDULO DE OSLER NA ENDOCARDITE INFECCIOSA. (DE FOWLER VG JR, BAYER AS: INFECTIVE ENDOCARDITIS. IN GOLDMAN L, Ausiello d, editores: cecil medicine, ed 23, Philadelphia, 2008, SAUNDERS).

PREVENÇÃO

Identificar os doentes com maior risco de resultados adversos da EI, incluindo os doentes com:

- Válvulas cardíacas protésicas
- Um historial de EI anterior
- Determinados tipos de doença cardíaca congénita (ou seja, doença cardíaca congénita cianótica não reparada, incluindo doentes com derivações e

condutas paliativas, doença cardíaca congénita completamente reparada nos primeiros 6 meses após um procedimento ou doença cardíaca congénita reparada com defeito residual)

- Receptores de transplante cardíaco que desenvolvem valvulopatia cardíaca

- Prescrever profilaxia antibiótica apenas para os pacientes de risco, conforme listado, que sejam submetidos a procedimentos dentários que envolvam a manipulação de tecido gengival ou da região periapical dos dentes ou perfuração da mucosa oral.

- Se for necessária profilaxia para um adulto, tomar uma dose única 30 minutos a 1 hora antes do procedimento:
- Padrão (amoxicilina oral 2 g)
- Alérgico à penicilina (cefalexina oral 2 g, clindamicina oral* 600 mg, ou azitromicina ou claritromicina 500 mg) *NOTA: A cefalexina não deve ser utilizada em doentes com antecedentes de anafilaxia, angioedema ou urticária com penicilinas.
- Incapacidade de tomar medicamentos orais (ampicilina intravenosa [IV] ou intramuscular [IM], cefazolina ou ceftriaxona)
- Alérgico à penicilina e incapaz de tomar medicamentos orais (fosfato de clindamicina IV ou IM, cefazolina ou ceftriaxona).

PLANEAMENTO DO TRATAMENTO

Incentivar a manutenção de uma higiene oral óptima em todos os doentes com risco acrescido de EI.

- Fornecer profilaxia antibiótica apenas aos doentes com maior risco de resultados adversos de EI.

- Pode ser indicada uma segunda dose de antibiótico se a consulta durar mais de 6 horas ou se ocorrerem várias consultas no mesmo dia.
- No caso de consultas múltiplas, aguardar pelo menos 10 dias entre as sessões de tratamento para que os organismos resistentes à penicilina possam desaparecer da flora oral. Se o tratamento for necessário antes de decorridos 10 dias, selecionar um dos antibióticos alternativos para profilaxia.

- No caso de doentes com próteses valvulares cardíacas que estejam a tomar anticoagulantes, a dosagem pode ter de ser reduzida com base no nível do rácio normalizado internacional (INR) e no grau de invasividade do procedimento planeado. CH 24

TABLE 2-3	Selected Previous Iterations of American Heart Association-Recommended Antibiotic Regimens (1955-1997) for Dental/Respiratory Tract Procedures in Adults
Year	**Primary Regimen for Dental Procedures**
1955	600,000 U of aqueous penicillin and 600,000 U of procaine penicillin in oil containing 2% aluminum monostearate administered IM 30 minutes before the operative procedure.
1957	For 2 days before surgery, 200,000 to 250,000 U of penicillin by mouth 4 times a day. On day of surgery, 200,000 to 250,000 U by mouth 4 times a day and 600,000 U aqueous penicillin with 600,000 units procaine penicillin IM 30 minutes before surgery. For 2 days after, 200,000 to 250,000 U by mouth 4 times a day.
1960	*Step 1:* Prophylaxis 2 days before surgery with 600,000 U of procaine penicillin IM on each day. *Step 2:* Day of surgery: 600,000 U procaine penicillin IM, supplemented by 600,000 U of crystalline penicillin IM 1 hour before surgical procedure. *Step 3:* For 2 days after surgery: 600,000 U procaine penicillin IM each day.
1965	Day of procedure: Procaine penicillin 600,000 U, supplemented by 600,000 U of crystalline penicillin IM 1 to 2 hours before the procedure. For 2 days after procedure: Procaine penicillin 600,000 U IM each day
1972	600,000 U of procaine penicillin G with 200,000 U of crystalline penicillin G IM 1 hour before procedure and once daily for 2 days after the procedure.
1977	Aqueous crystalline penicillin G (1,000,000 U IM) mixed with procaine penicillin G (600,000 U IM). Give 30 minutes to 1 hour before procedure, and then give penicillin V 500 mg orally every 6 hours for 2 doses.
1984	Penicillin V 2 g orally 1 hour before procedure; then give 1 g 6 hours after initial dose.
1990	Amoxicillin 3 g orally 1 hour before procedure; then give1.5 g 6 hours after initial dose.
1997	Amoxicillin 2 g orally 1 hour before procedure.

From Wilson W, et al: American Heart Association Rheumatic Fever, Endocarditis, and Kawasaki Disease Committee; American Heart Association Council on Cardiovascular Disease in the Young; American Heart Association Council on Clinical Cardiology; American Heart Association Council on Interdisciplinary Working Group: Prevention of infective endocarditis: guidelines from the American Heart Association: a guideline from the American Heart Association Rheumatic Fever, Young, and the Council on Clinical Cardiology, Council on Cardiovascular Surgery and Anesthesia, and the Quality Care of Outcomes Research Interdisciplinary Working Group. Circulation 116(15):1736-54, 2007 Oct 9.

QUADRO 6

H) ANGINA DE PEITO

1. O stress e a ansiedade de uma consulta dentária podem precipitar um ataque de angina, um enfarte do miocárdio ou uma morte súbita.
2. Para os doentes que estão a tomar um bloqueador beta não seletivo, a utilização de quantidades excessivas de epinefrina pode precipitar uma elevação perigosa da pressão arterial.
3. Os doentes que estão a tomar aspirina ou outro inibidor da agregação plaquetária podem sofrer hemorragias excessivas.
4. Podem surgir dúvidas quanto à necessidade de profilaxia antibiótica em doentes com antecedentes de cirurgia de revascularização do miocárdio, angioplastia com balão ou stent.

MANIFESTAÇÕES ORAIS

- Não existem complicações orais devidas à angina; no entanto, os efeitos adversos como a boca seca, alterações do paladar e lesões orais podem estar relacionados com o medicamento.
- Podem ocorrer hemorragias excessivas como resultado da utilização de aspirina ou de outros inibidores da agregação plaquetária.

PREVENÇÃO

- Os cuidados dentários electivos devem ser adiados; se forem necessários, devem ser prestados em consulta com o médico. O tratamento pode incluir o estabelecimento de uma linha intravenosa; sedação; monitorização do eletrocardiograma, oxímetro de pulso e pressão arterial; oxigénio; uso cauteloso de vasoconstritores; e nitroglicerina profilática. Angina estável - risco intermediário
- Podem ser prestados cuidados dentários electivos, com as seguintes considerações de gestão:
- Para redução do stress/ansiedade: Fornecer pré-medicação com sedativos orais e/ou sedação por inalação, se indicado, avaliar os sinais vitais antes do tratamento e a disponibilidade de nitroglicerina, e limitar a quantidade de vasoconstritor utilizado.
- Para doentes a tomar um bloqueador beta não seletivo:
- Limitar a epinefrina a ≤2 cartuchos de epinefrina 1:100.000
- Evitar a utilização de cordão de retração gengival impregnado de epinefrina.
- Evitar os anticolinérgicos

• Fornecer anestesia local de excelente qualidade e controlo adequado da dor pós-operatória.

• Se o doente estiver a tomar aspirina ou outro inibidor da agregação plaquetária: O excesso de hemorragia é normalmente controlável apenas com medidas locais; não se recomenda a interrupção da medicação.

- A profilaxia antibiótica não é recomendada para pacientes com histórico de cirurgia de revascularização do miocárdio (CRM), angioplastia ou stent.

PLANEAMENTO DO TRATAMENTO

Angina instável - O tratamento dentário deve limitar-se apenas aos cuidados urgentes, como o tratamento de uma infeção aguda, hemorragia ou dor.

Angina estável - Qualquer tratamento dentário indicado pode ser efectuado se forem consideradas questões de gestão adequadas.

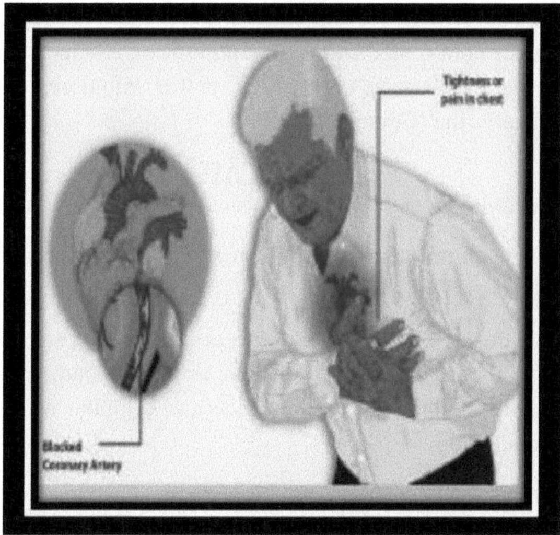

FIG 7

I) ENFARTE DO MIOCÁRDIO

1. O stress e a ansiedade de uma consulta dentária podem precipitar um

ataque de angina, um enfarte do miocárdio ou uma morte súbita no consultório.

2. Os doentes podem ter um certo grau de insuficiência cardíaca.
3. Se o paciente tiver um pacemaker, alguns equipamentos dentários podem potencialmente causar interferências electromagnéticas.
4. Nos doentes que estão a tomar um bloqueador beta não seletivo, quantidades excessivas de epinefrina podem causar uma elevação perigosa da pressão arterial.
5. Os doentes que estejam a tomar aspirina ou outro inibidor da agregação plaquetária ou varfarina (Coumadin) podem sofrer uma hemorragia pós-operatória excessiva.
6. Podem surgir dúvidas sobre a necessidade de profilaxia antibiótica em doentes com antecedentes de cirurgia de revascularização do miocárdio, angioplastia com balão ou stent.

MANIFESTAÇÕES ORAIS

Não há complicações orais devidas ao enfarte do miocárdio; no entanto, efeitos adversos como boca seca, alterações do paladar e lesões orais podem estar relacionados com o medicamento. Além disso, a hemorragia pode ser excessiva devido à utilização de aspirina, outros inibidores da agregação plaquetária ou varfarina (Coumadin).

PREVENÇÃO

Enfarte do miocárdio recente (1 mês sem sintomas)-risco intermédio

• Os cuidados dentários electivos podem ser prestados com as seguintes considerações de gestão:

• Para redução do stress/ansiedade: Fornecer pré-medicação com sedativos orais e/ou sedação por inalação, se indicado, avaliar os sinais vitais antes do tratamento e a disponibilidade de nitroglicerina, e limitar a quantidade de vasoconstritor utilizado

- Para doentes que estejam a tomar um bloqueador beta não seletivo: Limitar a epinefrina a ≤2 cartuchos de epinefrina 1:100.000. - Evitar a utilização de cordão de retração gengival impregnado de epinefrina.

• Evitar os anticolinérgicos

. - Fornecer anestesia local de excelente qualidade e controlo adequado da dor pós-operatória.

• Se o doente estiver a tomar aspirina ou outro inibidor da agregação plaquetária, a hemorragia excessiva é normalmente controlável apenas com medidas locais; não se recomenda a interrupção da medicação.

• Se o doente tiver um pacemaker ou um desfibrilhador implantado, evitar a utilização de eletrocirurgia e de scalers ultra-sónicos; a profilaxia antibiótica não é recomendada para estes doentes. - Se o doente estiver a tomar varfarina (Coumadin), o INR deve ser de 3,5 ou inferior antes da realização de procedimentos invasivos.

• A profilaxia antibiótica não é recomendada para pacientes com histórico de cirurgia de revascularização do miocárdio, angioplastia ou stent.

PLANEAMENTO DO TRATAMENTO

Infarto do miocárdio recente

- O tratamento dentário deve limitar-se apenas a cuidados urgentes, como o tratamento de uma infeção aguda, hemorragia ou dor. Passado de enfarte do miocárdio
- Pode ser efectuado qualquer tratamento dentário indicado, tendo em conta considerações de gestão adequadas.

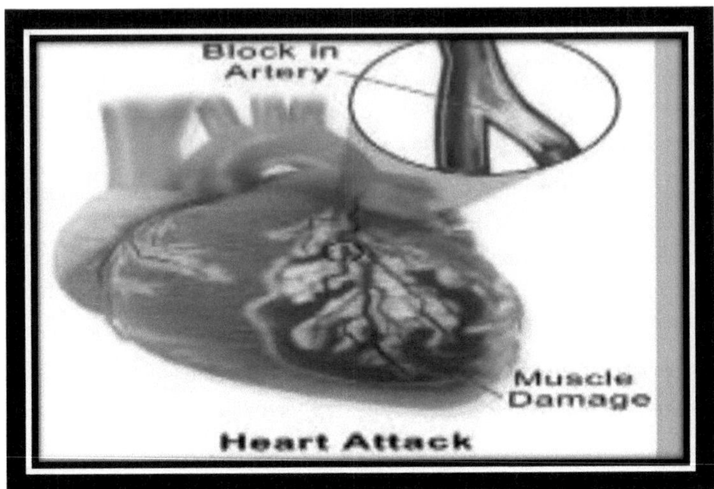

FIG 8

J) FALHA CARDÍACA

1. A prestação de tratamento dentário a um doente com insuficiência cardíaca sintomática ou não controlada pode resultar no agravamento dos sintomas, insuficiência aguda, arritmia, enfarte do miocárdio, paragem cardíaca ou acidente vascular cerebral.
2. Os doentes com insuficiência cardíaca podem ter dificuldade em respirar e podem não tolerar a posição supina na cadeira.
3. A insuficiência cardíaca deve-se a uma doença subjacente, como a doença das artérias coronárias ou a hipertensão, que também pode exigir considerações de gestão especiais.
4. Nos doentes que estão a tomar um bloqueador beta não seletivo, quantidades excessivas de epinefrina podem causar uma elevação perigosa da pressão arterial.
5. A utilização de epinefrina em doentes que estão a tomar digoxina pode causar arritmia.
6. Os digitálicos podem provocar toxicidade, pelo que é necessário estar atento.

MANIFESTAÇÕES ORAIS

Não existem complicações orais causadas pela insuficiência cardíaca; no entanto, os efeitos adversos como a boca seca, alterações do paladar e lesões orais podem estar relacionados com o medicamento.
A digoxina pode provocar um aumento do reflexo de vómito.

PREVENÇÃO

Insuficiência cardíaca sintomática (classe III ou IV da NYHA)

• Os cuidados dentários electivos devem ser adiados e deve ser obtida uma consulta médica; se os cuidados forem necessários, devem ser prestados em consulta com o médico

• A gestão pode incluir o estabelecimento de uma linha intravenosa; sedação; monitorização do eletrocardiograma, oxímetro de pulso e pressão arterial; oxigénio; utilização cautelosa de vasoconstritores; e, possivelmente, nitroglicerina profilática. Insuficiência cardíaca assintomática/leve (classe I e II e possivelmente III da NYHA)

• Os cuidados dentários electivos podem ser prestados com as seguintes considerações de gestão:

• Para reduzir o stress/ansiedade: Fornecer pré-medicação com sedativos orais e/ou sedação por inalação, se indicado, e avaliar os sinais vitais antes do tratamento.

• Para os pacientes que estão a tomar um bloqueador beta não seletivo, limitar a epinefrina a ≤2 cartuchos de epinefrina 1:100.000, evitar a utilização de cordão de retração gengival impregnado de epinefrina e fornecer anestesia local de excelente qualidade e controlo da dor pós-operatória.

• Assegurar uma posição confortável na cadeira; a posição supina pode não ser tolerada.

- Se o doente estiver a tomar digoxina, evitar a utilização de epinefrina.

• Evitar a utilização de medicamentos anti-inflamatórios não esteróides (AINEs).

PLANEAMENTO DO TRATAMENTO

Insuficiência cardíaca sintomática (classe III ou IV da NYHA)

- O tratamento dentário deve limitar-se apenas aos cuidados urgentes, como o tratamento de uma infeção aguda, hemorragia ou dor.

AssintomáticoInsuficiência cardíaca ligeira (classe I e II da NYHA)

- Podem ser prestados todos os tratamentos dentários necessários.

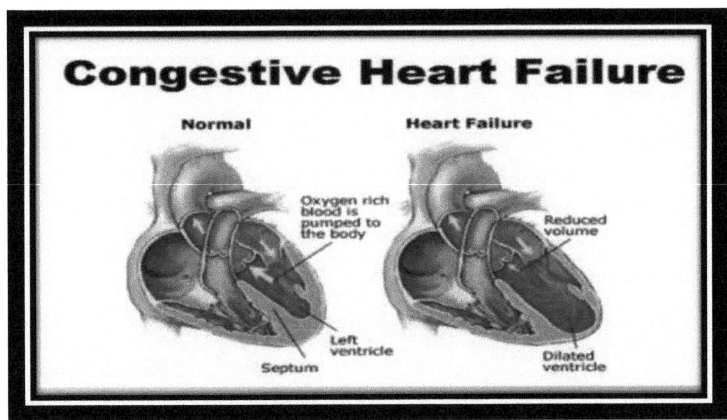

FIG 9

CONSIDERAÇÕES GERAIS EM DOENTES COM DOENÇAS CARDIOVASCULARES

A) CONSENTIMENTO DO MÉDICO

A consulta com o médico do doente é obrigatória antes do início do tratamento dentário. Um sinal verde do médico do doente é crucial no tratamento de doentes medicamente comprometidos para a segurança do doente relativamente a complicações médicas, bem como para a segurança do dentista relativamente a complicações médico-legais. É importante obter um relatório médico/cardiologista antes de iniciar qualquer procedimento cirúrgico dentário eletivo num doente cardiovascular. O plano de tratamento proposto deve ser revisto e quaisquer recomendações médicas devem ser documentadas.[12] Além disso, recomenda-se uma avaliação dentária pré-operatória cuidadosa. Isto ajuda a reduzir a incidência de emergências dentárias.

B) REDUÇÃO DO STRESS

O tratamento dentário tem o potencial de induzir stress nos pacientes. Este pode ser fisiológico (dor) ou psicológico (ansiedade, medo). O corpo responde ao stress através do aumento da libertação de catecolaminas (epinefrina e norepinefrina) da medula suprarrenal para o sistema cardiovascular. Isto, por sua vez, pode aumentar a carga de trabalho do coração (ou seja, aumento da frequência cardíaca e da força de contração do miocárdio e aumento das necessidades de oxigénio do miocárdio) em doentes com hipertensão ou doença arterial coronária.[13] Por conseguinte, os doentes com doenças cardiovasculares são mais vulneráveis ao stress físico ou emocional que pode ocorrer durante o tratamento dentário do que um doente normal.[12] Devem ser tomadas várias medidas para minimizar o stress durante o procedimento de tratamento dentário. Estas são

- Os doentes devem ser tranquilizados para evitar ou reduzir a ansiedade.
- Os doentes medicamente comprometidos são mais capazes de tolerar o stress quando estão descansados. Por conseguinte, as consultas devem ser marcadas de manhã.[13]
- Os doentes com tendência para a angina que sofrem de um stress superior ao normal devido à ideia de um trabalho dentário beneficiam da administração de ansiolíticos orais ou de óxido nitroso.[ ][12,14]
- Os pacientes devem estar sentados confortavelmente (semi-supino) na cadeira dentária.[14]
- O controlo da dor é fundamental para diminuir as probabilidades de angina em doentes com doença cardíaca isquémica, produzindo e mantendo uma anestesia local profunda na área cirúrgica através da utilização de anestésicos de ação prolongada, como a bupivacaína, ou utilizando um anestésico que contenha um vasoconstritor, após uma aspiração cuidadosa`[ ][14,15]
- Deve ser proporcionado ao doente um repouso intermitente, reduzindo assim a fadiga.
- As consultas não devem ser longas.[13]

C) A UTILIZAÇÃO DE VASOCONSTRITORES

Uma melhor gestão da dor é conseguida através da adição de um vasoconstritor ao anestésico local, o que também diminui a preocupação e a tensão que estão normalmente associadas aos procedimentos dentários.[16] Para indivíduos com elevado risco médico, a gestão da dor e da ansiedade é crucial. Uma vez que as catecolaminas endógenas (adrenalina e noradrenalina) são geradas em resposta à dor e ao stress, os doentes com doenças cardiovasculares são mais susceptíveis de ter problemas.[17] Estas catecolaminas podem aumentar drasticamente a tensão arterial e o débito cardíaco.

Ao controlar o desconforto dentário, este efeito é atenuado. Os anestésicos locais simples provocam uma anestesia de menor duração do que os anestésicos locais com epinefrina, o que evita uma reação exagerada ao stress. No entanto, os vasoconstritores típicos, como a adrenalina, podem elevar a frequência cardíaca.[18] Por conseguinte, as pessoas com doenças cardíacas só devem utilizar vasoconstritores com moderação, tendo o cuidado de não utilizar mais de 0,04 mg de adrenalina. Por outro lado, se for necessário um reforço da anestesia, este deve ser administrado sem a utilização de um vasoconstritor.[14] Para evitar a administração intravascular, é necessária a aspiração antes de qualquer injeção.[15] Em doentes com risco de ataque cardíaco, a quantidade máxima de epinefrina aconselhada é de 0,04 mg, ou seja, aproximadamente dois cartuchos LA com epinefrina 1:100.000 ou quatro cartuchos com epinefrina 1:200.000.[16]

Quando utilizados em conjunto com angina de peito instável, hipertensão não controlada, arritmias refractárias, enfartes do miocárdio recentes (menos de 6 meses), acidentes vasculares cerebrais recentes (menos de 6 meses), cirurgia de bypass coronário recente (menos de 3 meses) e insuficiência cardíaca congestiva não controlada, a utilização de vasoconstritores é estritamente proibida.[18] Além disso, o médico do doente deve ser consultado antes da utilização de vasoconstritores, pois estes podem interferir com alguns medicamentos anti-hipertensores.[12]

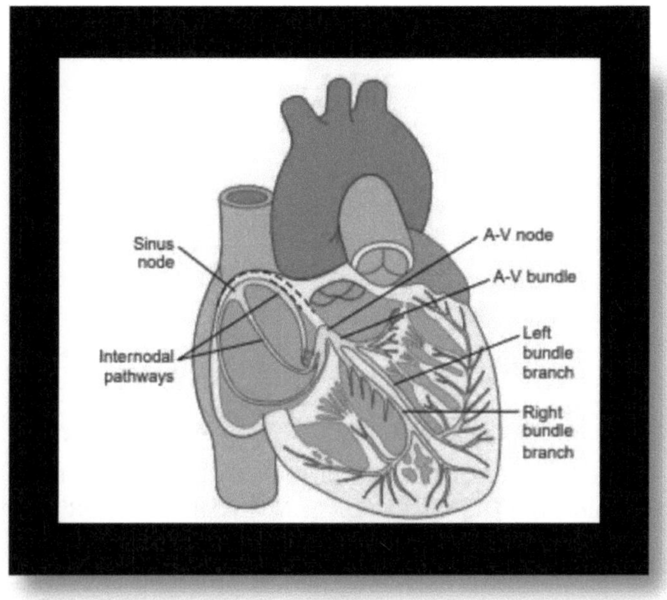

FIG 10

2) DOENTES COM DOENÇAS HEMORRÁGICAS

Muitos procedimentos dentários estão associados a hemorragia pós-operatória que, na maioria dos casos, é auto-limitada e não problemática. No entanto, um pequeno mas significativo segmento da população tem um risco acrescido de hemorragia devido a distúrbios hemorrágicos hereditários, nos quais mesmo procedimentos invasivos relativamente pequenos podem precipitar um episódio hemorrágico prolongado.[38,39]

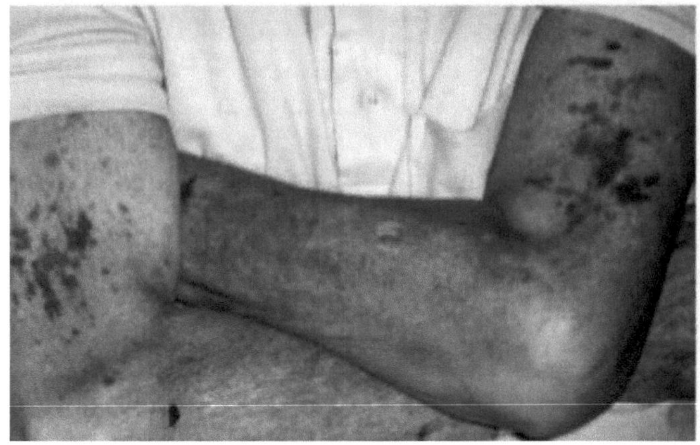

PETÉQUIAS E EQUIMOSES NUM DOENTE QUE PODEM SIGNIFICAR UM DISTÚRBIO DE SANGRAMENTO (CORTESIA ROBERT HENRY, DMD, LEXINGTON, KENTUCKY).

FIG 11

A) HEMOFILIA

Os indivíduos com hemofilia (doença hemorrágica hereditária) não sangram mais profusamente do que um indivíduo com coagulação normal, mas podem sangrar durante um período de tempo mais longo[44] e podem ter hemorragias retardadas devido à instabilidade do coágulo. Existem dois tipos principais de hemofilia: a hemofilia A é a mais comum, representando aproximadamente 85% de todos os casos de hemofilia, e é caracterizada por uma deficiência do fator VIII.

A caraterística principal da hemofilia B é a deficiência do fator IX. Ambas as formas de hemofilia têm os mesmos sintomas clínicos e são herdadas como doenças recessivas ligadas ao X.[45] Deve ser desenvolvida uma estratégia de tratamento minuciosa para os doentes com doenças hemorrágicas congénitas, sendo o objetivo final a obtenção de uma hemostase aceitável. Ao efetuar qualquer operação oral, é imperativo tomar precauções para evitar danos inadvertidos na mucosa oral. Algumas precauções comuns incluem a utilização de ejectores de saliva com precaução e a colocação de filmes radiográficos com cuidado.[40,46]

CONSIDERAÇÕES ENDODÔNTICAS

As modernas agulhas de calibre fino de utilização única e uma técnica de injeção gradual podem ser utilizadas para a infiltração de anestésico local na maioria das vezes sem terapia de substituição de factores[40, 46-4 8]. O tipo de anestésico local utilizado não é restrito, embora os que têm vasoconstritores possam oferecer mais hemostase local.[49]

No que diz respeito à restauração de molares inferiores, a articaína foi descrita como um substituto de infiltração para o bloqueio dentário inferior que elimina a necessidade de cobertura de factores pré-operatórios.[50] Uma infiltração bucal pode ser utilizada sem qualquer substituição de fator. Anestesiará todos os dentes superiores e os dentes anteriores e pré-molares inferiores. A técnica intraligamentar ou a técnica interóssea deve ser considerada em vez do bloqueio mandibular. O tratamento endodôntico é geralmente de baixo risco para pacientes com distúrbios hemorrágicos. A terapêutica anticoagulante pode ser continuada após uma operação endodôntica não cirúrgica, mas é crucial garantir que o rácio normalizado internacional (INR) do doente se encontra dentro do intervalo terapêutico de 2-3,5, especialmente se for necessária uma injeção de bloqueio nervoso.[51]

A cirurgia periapical pode representar um desafio maior para a hemostase, mesmo para pacientes bem mantidos dentro da faixa terapêutica; portanto, é necessária uma consulta com o hematologista do paciente para desenvolver um plano de tratamento adequado. É importante que o procedimento seja efectuado com cuidado, calculando o comprimento de trabalho do canal radicular para garantir que os instrumentos não passam através do ápice do canal radicular. O hipoclorito de sódio deve ser utilizado para irrigação em todos os casos, seguido da utilização de pasta de hidróxido de cálcio para controlar a hemorragia.

O tratamento endodôntico é geralmente de baixo risco para pacientes com distúrbios hemorrágicos. O procedimento endodôntico não cirúrgico pode ser realizado sem qualquer modificação na terapia anticoagulante, embora seja importante verificar se o valor do rácio normalizado internacional (INR) do doente se encontra no intervalo terapêutico de (2 a 3,5), especialmente se for necessária uma injeção de bloqueio nervoso.19,20 A cirurgia periapical pode representar um maior desafio para a hemostase, mesmo para doentes bem mantidos dentro do intervalo terapêutico, pelo que é necessária uma consulta com o hematologista do doente para desenvolver um plano de tratamento adequado.

A dor dentária pode normalmente ser controlada com um analgésico ligeiro, como o paracetamol (acetaminofeno). A aspirina não deve ser utilizada devido ao seu efeito inibidor da agregação plaquetária. A utilização de qualquer medicamento anti-inflamatório não esteroide (AINE) deve ser discutida previamente com o hematologista do doente devido ao seu efeito na agregação plaquetária. A reposição de factores de coagulação deficientes ou a transfusão de plaquetas pode ser necessária antes das cirurgias periapicais. Mas pode não ser necessária em procedimentos endodônticos de rotina. Não existem restrições quanto ao tipo de agente anestésico local utilizado, embora os que contêm vasoconstritores possam proporcionar hemostase local adicional. Os antibióticos só devem ser prescritos se houver disseminação local ou sinais de infeção sistémica. Não há contra-indicações para nenhum dos antibióticos em doentes com doenças hemorrágicas congénitas.

No hemostatic cover required	Hemostatic cover required
Buccal infiltration	Inferior dental block
Intrapapillary injections	Lingual infiltrations
Intraligamentary injections	

TABELA 7 Técnicas de anestesia dentária e terapia de substituição de factores

Entre os maiores riscos envolvidos no tratamento de um paciente hemofílico está a possibilidade de hemorragia interna causada pela injeção de um anestésico local, particularmente para um bloqueio mandibular. Se o dente a ser tratado tiver uma polpa necrótica, não é necessária qualquer injeção. No entanto, se estiver envolvida uma polpa vital, a extirpação torna-se demasiado dolorosa sem anestesia. Para conseguir a remoção da polpa sem correr o risco de uma hemorragia interna grave causada por uma injeção, o dentista pode ter acesso à cavidade utilizando um instrumento de alta velocidade com uma broca muito afiada, um jato de água e uma pincelada. Quando a exposição da polpa tiver sido obtida, é colocada uma bola de algodão humedecida com formocresol como penso e selada com óxido de zinco-eugenol (ZOE), e o doente deve regressar cerca de uma semana mais tarde. O formocresol actua como fixador no tecido pulpar e ajuda a obter um coágulo satisfatório devido à sua ação cáustica.

Na segunda consulta, o penso é aberto e qualquer tecido pulpar fixo é removido com escavadores de colher afiados e brochas até a dor se tornar grave. É colocado outro penso de formocresol; uma vez que foi removido muito tecido, o medicamento tem de ser colocado numa ponta de papel para alcançar o tecido vital. Este processo é repetido até que todo o tecido vital tenha sido removido e os canais possam ser alargados e preenchidos com relativamente pouca dor.

Como em todos os procedimentos endodônticos, a utilização do dique de borracha é obrigatória. Deve ter-se o cuidado de evitar colocar o dique de borracha

O grampo de barragem pode ser colocado sobre os tecidos gengivais e causar hemorragia grave. Para evitar esta possibilidade, podem ser colocados entalhes nas superfícies labial e lingual do dente tratado com uma broca de fissura, nos quais os dentes do grampo se encaixarão firmemente.

Alguns pacientes apresentam um historial de hemorragia oral periódica. Isto deve-se normalmente a uma condição periodontal, desaparece após uma terapia adequada e não tem qualquer significado real durante a terapia endodôntica.

No entanto, existem muitos estados de doença em que a hemorragia oral é um sinal muito mais grave. Pensando que é da competência do dentista, os doentes podem chamar a atenção do dentista para este sintoma e não do médico. Entre as doenças caracterizadas por hemorragia gengival encontram-se a anemia aplástica, a neutropenia cíclica, a trombocitopenia, a leucemia, a púrpura e a macroglobulinemia. Duas outras doenças do sangue, a anemia perniciosa e o espru, são acompanhadas de ardor na língua, que pode ser revelado ao dentista.

Se a hemorragia gengival não for interrompida pela terapia periodontal, é obrigatório consultar um médico para investigar a possível presença de uma doença sistémica. Exceto para tratamento de emergência, a terapia endodôntica não deve ser instituída até que a condição sistémica seja diagnosticada e esteja sob controlo.

Pequenas hemorragias petequiais junto à junção do palato duro e mole, associadas a fraqueza, febre, dor de garganta, arrepios e

linfadenopatia grave, indicam a presença de mononucleose infecciosa. O tratamento endodôntico de doentes com esta doença é exasperante porque é caracterizado por dor intensa durante o tratamento, exacerbações e respostas exageradas aos medicamentos. Uma vez que alguns dos sintomas da doença são semelhantes aos encontrados durante uma infeção dentária grave, o dentista pode ser levado a pensar que um dente afetado é responsável pela doença. A "mononucleose" ataca geralmente pessoas jovens, que normalmente não apresentam problemas durante o tratamento. Por isso, a presença destes sintomas típicos num doente jovem deve alertar o dentista para a presença de mononucleose.

Em certos pacientes, a doença desaparece em duas a seis semanas com repouso na cama, uma dieta específica e antibióticos. É preferível esperar até que todos os sintomas tenham desaparecido antes de concluir os tratamentos finais de expansão do canal e de obturação, se o paciente puder ser mantido dentalmente confortável durante a fase aguda da doença. Nessa altura, a resistência do doente volta ao normal e o seu prognóstico melhora.[102]

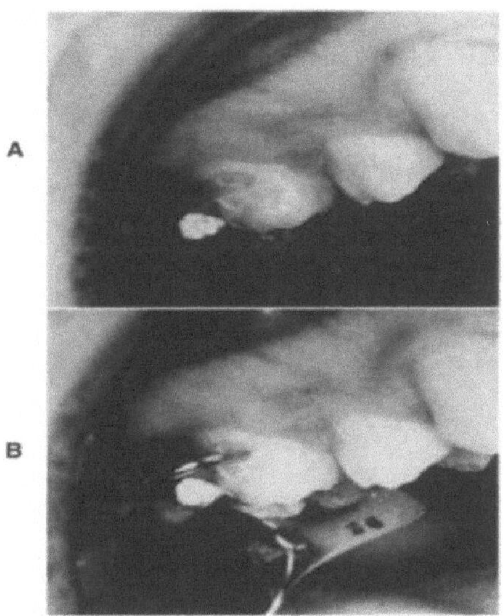

A, NA TERAPIA ENDODÔNTICA DE UM PACIENTE HEMOFÍLICO, UM SULCO É CORTADO EM AMBAS AS SUPERFÍCIES VESTIBULAR E LINGUAL DO DENTE A SER TRATADO. B, O GRAMPO DO DIQUE DE BORRACHA É COLOCADO NAS DEPRESSÕES PARA QUE NÃO HAJA HIPÓTESE DE IMPACTO E CONSEQUENTE HEMORRAGIA DOS TECIDOS GENGIVAIS

FIG 12

B) ANEMIA FALCIFORME

A anemia falciforme é caracterizada por uma anomalia congénita dos glóbulos vermelhos que resulta numa oxigenação deficiente do sangue. Uma forma mais ligeira da doença, conhecida como *traço falciforme,* resulta da transmissão homozigótica do gene afetado. Os achados orais da anemia falciforme incluem o padrão radiográfico trabecular de osso em "escada", hipomineralização do esmalte, canais calcificados, aumento da sobremordida e sobressaliência. Uma série de casos mais antigos mostrou o desenvolvimento espontâneo de patose pulpar em alguns dentes não cariados em pacientes com anemia falciforme. Mais recentemente, foi demonstrado que os doentes com anemia falciforme têm uma incidência significativamente mais elevada de dor orofacial do que os controlos e apresentam necrose pulpar em 6% dos seus dentes sem outras etiologias aparentes, em comparação com nenhuma nos controlos.

3) DOENÇAS ENDÓCRINAS

INTRODUÇÃO

As doenças endócrinas são responsáveis por aproximadamente 1,5% de todas as admissões de emergência hospitalar em Inglaterra; a maioria está relacionada com a diabetes. Na prática dentária, a hipoglicemia é, de longe, a doença endócrina mais provável de ser encontrada. A insuficiência adrenal também pode ocorrer.

A) DIABETES

A diabetes mellitus é uma perturbação do metabolismo das proteínas, gorduras e hidratos de carbono provocada por uma baixa secreção de insulina, por uma gama de resistência à insulina ou por ambas. Caracteriza-se por hiperglicemia devido a uma insuficiência absoluta ou condicional de insulina, com ou sem glicosúria.[26,27] Considera-se que um nível de glicemia em jejum de 125 mg/dl é indicativo de diabetes mellitus, enquanto um nível normal de glicemia em jejum é inferior a 110 mg/dl. Os indivíduos com tolerância à glicose diminuída são definidos como aqueles cujos níveis de glicose no plasma em jejum são superiores a 110 mg/dl mas inferiores a 126 mg/dl, indicando uma condição que se situa entre o normal e a diabetes.[29,30] A hemoglobina glicosilada (hemoglobina A1c, HbA1c, A1C, ou Hb1c ou HbA1c), uma forma de hemoglobina, medida principalmente para identificar a concentração média de glicose no plasma durante períodos prolongados.
É formada numa via de glicação não enzimática pela exposição da hemoglobina à glucose plasmática. Níveis normais de glucose produzem uma quantidade normal de hemoglobina glicada (<6% HbA1c). À medida que a quantidade média de glucose plasmática aumenta, a fração de hemoglobina glicada aumenta de forma previsível, servindo como marcador dos níveis médios de glucose no sangue durante os meses anteriores à medição. Na diabetes mellitus, quantidades mais elevadas de hemoglobina glicada, indicando um pior controlo dos níveis de glicose no sangue, têm sido associadas a doenças cardiovasculares, nefropatia e retinopatia. A monitorização da HbA1c em doentes diabéticos de tipo 1 pode melhorar os resultados.

Esta Diabetes afecta o metabolismo da glicose no sangue e a patologia dos vasos. A condição pode ser o resultado de uma deficiência absoluta de insulina (diabetes tipo 1), um problema com a função da insulina (denominada diabetes relativa ou tipo 2), ou ambas as condições. Outros tipos de diabetes incluem a diabetes gestacional e a diabetes secundária a outras doenças. Segundo a International Diabetes Foundation (2015), a diabetes mellitus é atualmente uma epidemia com 415 milhões de pessoas afectadas a nível mundial.

Prevê-se que este número aumente para 642 milhões em 2040. Estima-se que um em cada dois adultos com diabetes não está diagnosticado. Em 2015, a diabetes terá sido responsável por 5 milhões de mortes em todo o mundo. Caracteriza-se por hiperglicemia (aumento do nível de glicose no sangue), com ou sem glicosúria, resultante de uma deficiência absoluta ou condicional de insulina. A hiperglicemia leva a um aumento do volume urinário de glicose e à perda de líquidos, o que produz desidratação e desequilíbrio eletrolítico. É a incapacidade do doente diabético para metabolizar e utilizar a glicose, o metabolismo subsequente da gordura corporal, a perda de líquidos e o desequilíbrio eletrolítico que provocam a acidose metabólica.

As complicações no doente diabético que podem ocorrer durante e após o tratamento dentário incluem hipoglicemia, coma ou infeção e atraso na cicatrização. A diabetes mellitus é diagnosticada como um nível de glucose no sangue em jejum superior a 125 mg/dL, e o nível normal de glucose no sangue em jejum é considerado inferior a 110 mg/dL. Os doentes com níveis de glucose no plasma em jejum superiores a 110 mg/dL mas inferiores a 126 mg/dL representam uma condição de transição entre normal e DM e são considerados como tendo tolerância à glucose diminuída. Na diabetes mal controlada, a gengivite, a periodontite e a perda óssea periodontal são manifestações orais comuns. Na diabetes não controlada, há hipóteses de infeção e má cicatrização de feridas.

A diabetes mellitus é uma das doenças crónicas mais importantes que afectam os seres humanos em todo o mundo. Nos Estados Unidos, cerca de 30,3 milhões de pessoas, ou 9,4% da população dos EUA, tinham diabetes em 2015. Este total incluía 30,2 milhões de adultos com 18 anos ou mais, ou 12,2% de todos os adultos dos EUA. Cerca de 7,2 milhões desses adultos tinham diabetes, mas não sabiam que tinham a doença ou não informaram que a tinham. A diabetes não tem cura e tem complicações graves, incluindo doenças cardiovasculares, neuropatia, doença renal, cegueira, amputações de membros e doença periodontal.

Os profissionais de saúde sabem geralmente que os diabéticos têm uma maior prevalência de dentes com lesões periapicais. O resultado do tratamento longitudinal não é geralmente diferente para diabéticos e não diabéticos. No entanto, se os resultados dos casos com e sem lesões periapicais pré-operatórias forem separados, observa-se uma diferença notável. Nos casos com lesões pré-operatórias, os diabéticos têm uma probabilidade significativamente menor de ter um tratamento bem sucedido do que os não diabéticos, especialmente quando se controlam vários outros factores de confusão. As pessoas com diabetes podem ter a cicatrização comprometida, particularmente aquelas com taxas glicémicas mais elevadas e com infeção endodôntica pré-operatória, por várias razões. Estes indivíduos podem selecionar microorganismos específicos que podem ser mais virulentos. Podem apresentar uma variante de células inflamatórias, como os monócitos, caracterizada pela secreção excessiva de mediadores inflamatórios, incluindo citocinas de reabsorção óssea, que são fundamentais para o desenvolvimento de lesões periapicais. O aumento da glicémia pode também resultar espontaneamente na produção excessiva de produtos finais de glicação avançada (AGEs). Os AGEs interagem com os seus receptores (RAGEs), resultando na produção de mediadores de reabsorção óssea, que podem levar à persistência das lesões periapicais.

MANIFESTAÇÕES ORAIS DA DIABETES MELLITUS:

Independentemente da gravidade da acumulação de placa bacteriana, a gengivite, a periodontite e a perda óssea periodontal estão associadas à diabetes mellitus, especialmente quando mal controlada. Defeitos no estado imunitário, alteração da flora bacteriana e doença microvascular são a patogénese postulada da doença periodontal diabética. Na diabetes não controlada, há hipóteses de infeção e má cicatrização de feridas.

BOX 14-1	Current Classification of Diabetes

Type 1	• Beta cell destruction, usually leading to absolute insulin deficiency
	  • Immune-mediated: presence of islet cell or insulin antibodies that identify the autoimmune process, leading to beta cell destruction
	  • Idiopathic: no evidence of autoimmunity

Type 2	• Insulin resistance with relative insulin deficiency/insulin secretory defect with insulin resistance
Other specific types	• Genetic defects of beta cell function or insulin action, diseases of exocrine pancreas, endocrinopathies, drug- or chemical-induced diabetes, infections, uncommon forms of immune-mediated diabetes, other genetic syndromes • Impaired fasting glucose (impaired glucose tolerance) • Abnormalities of fasting glucose (abnormal glucose tolerance)
Gestational	• Any degree of abnormal glucose tolerance during pregnancy diabetes

Data from American Diabetes Association: Standards of Care—2011, Diabetes Care *34(Suppl 1):S11-S61, 2011.*

QUADRO 8

CONSIDERAÇÕES ENDODÔNTICAS

Nos doentes com diabetes controlada, não é necessário qualquer tratamento especial para a medicina dentária de rotina, incluindo a profilaxia e os cuidados de restauração dentária. O doente deve ser informado para continuar com o seu regime alimentar e de injecções normal. As consultas matinais são recomendadas porque os níveis de cortisol são mais elevados nesta altura e proporcionam o melhor nível de glucose no sangue. A refeição da manhã não deve ser omitida.[33]

O médico do doente pode ter de ajudar a ajustar o regime diabético se uma consulta for suscetível de provocar a perda ou o atraso de uma refeição. As consultas dos doentes medicados com insulina devem ser planeadas de modo a evitar que caiam durante os períodos de pico de atividade da insulina, uma vez que é quando é mais provável que ocorra hipoglicemia.[34] É imperativo confirmar que o doente consumiu alimentos normais e tomou a sua medicação de acordo com o horário previsto antes da cirurgia. O stress, tanto físico como emocional, aumenta os níveis de secreção de cortisol e adrenalina que causam hiperglicemia.[34]
Por conseguinte, se o doente estiver muito apreensivo, deve ser considerada a sedação pré-tratamento.[34] O doente do tipo 1 não deve ser programado imediatamente após uma injeção de insulina, porque isso pode resultar num episódio de hipoglicemia. Para a anestesia, não devem ser administrados mais de dois carpules de lidocaína 1:100.000, prilocaína HCL (1:200.000) ou bupivacaína com epinefrina 1:200.000. No doente diabético moderadamente controlado, deve ser utilizado um máximo de dois carpules de bupivacaína ou prilocaína. No doente diabético não controlado ou frágil, apenas a infeção dentária aguda deve ser tratada em ambulatório.

O anestésico administrado não deve conter epinefrina. A insulina pode ser necessária para pacientes não controlados com insulina, ou certos pacientes dependentes de insulina podem precisar de aumentar a dosagem de insulina. Lavagens mornas, antibióticos, pulpectomia e incisão e drenagem devem ser utilizados para tratar infecções agudas em indivíduos com diabetes.[35] Os diabéticos bem controlados não correm um risco mais elevado de infeção pós-operatória do que os não diabéticos, pelo que não se recomendam antibióticos profilácticos para a cirurgia endodôntica.[36] No entanto, quando é necessária uma cirurgia endodôntica num diabético mal controlado, deve considerar-se a utilização de antibióticos profilácticos devido à função alterada dos neutrófilos. As consultas prolongadas devem ser evitadas. Se for necessário efetuar um procedimento longo, especialmente cirúrgico, o médico do doente deve ser consultado. O nível de glucose no sangue deve ser constantemente monitorizado durante um procedimento cirúrgico prolongado.

A hipoglicemia é uma complicação comum durante o tratamento dentário em doentes diabéticos. Os sintomas de hipoglicemia podem variar de ligeiros, como ansiedade, suores e taquicardia, a graves, como alterações do estado mental, convulsões e coma. Normalmente, o doente sente que está a ficar hipoglicémico e pede qualquer forma de açúcar, como sumo de laranja. Os episódios de hipoglicemia graves são emergências médicas e devem ser tratados imediatamente com 15 g de hidratos de carbono orais, como 6 onças de sumo de laranja ou 3-4 colheres de chá de açúcar de mesa. Se o doente não conseguir cooperar ou engolir, pode ser administrado 1 mg de glucagon por injeção subcutânea ou intramuscular.[37] Se parecer que se está a desenvolver hipoglicemia, o tratamento dentário deve ser interrompido e deve ser administrada glucose. A perda de consciência é a complicação mais grave da hipoglicemia. Deve procurar-se rapidamente assistência médica. Os problemas pós-tratamento podem incluir atraso na cicatrização e infeção. Nos diabéticos não controlados, o desequilíbrio eletrolítico também pode constituir um problema após o tratamento dentário.

Num doente diabético, o dentista deve verificar se a doença está bem controlada. A marcação de consultas dentárias deve ter em conta a importância da consistência nutricional e evitar consultas que se sobreponham ou impeçam as refeições programadas, especialmente em doentes que estejam a receber insulina, sulfonilureia ou meglitinida por via oral, devido ao risco de hipoglicemia. Se for provável que uma consulta implique um atraso ou a não realização de uma refeição, o regime diabético pode ter de ser modificado com a ajuda do diabetologista do doente. Está bem estabelecido que a hipossalivação, a gengivite, a periodontite e a perda óssea periodontal estão bem associadas à DM, especialmente quando mal controlada. Os procedimentos cirúrgicos em diabéticos bem controlados não requerem antibióticos profilácticos. No entanto, quando a cirurgia é indicada em diabéticos mal controlados, deve ser considerada a profilaxia antibiótica com amoxicilina 500 mg duas vezes por dia, devido à função alterada dos neutrófilos nos diabéticos.

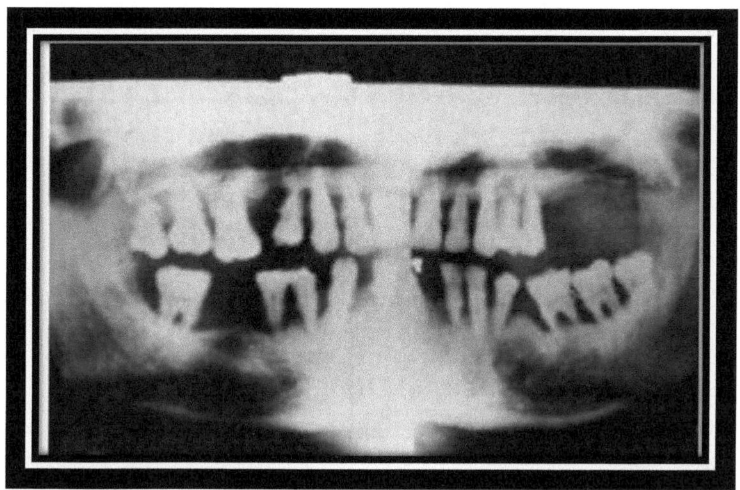

RADIOGRAFIA PANORÂMICA DE UM ADULTO JOVEM COM PERIODONTITE GRAVE E PROGRESSIVA. APÓS UM RASTREIO POSITIVO PARA A DIABETES, FOI ESTABELECIDO O DIAGNÓSTICO DE DIABETES MELLITUS. O DOENTE NECESSITOU DE TRATAMENTO COM INSULINA.

FIG 13

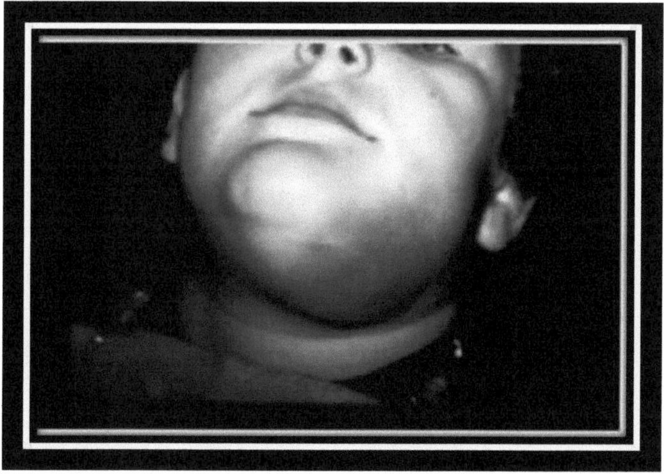

PACIENTE COM CELULITE RESULTANTE DE UM ABCESSO

DENTÁRIO MANDIBULAR.

FIG 14

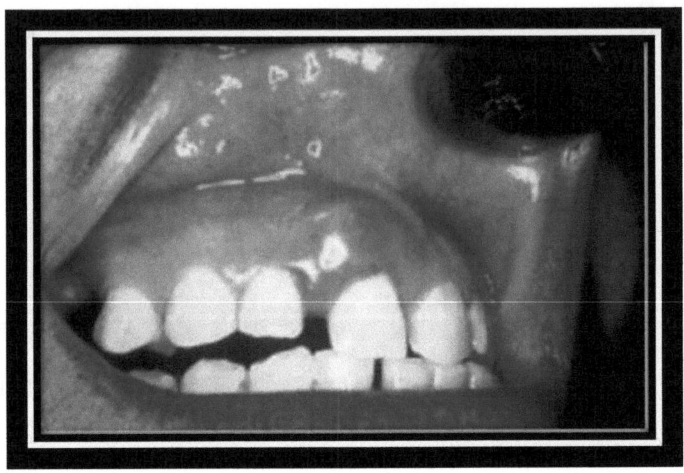

ABCESSO PERIODONTAL NUM PACIENTE COM MÚLTIPLOS ABCESSOS. APÓS AVALIAÇÃO POR UM MÉDICO, FOI ESTABELECIDO O DIAGNÓSTICO DE DIABETES

FIG 15

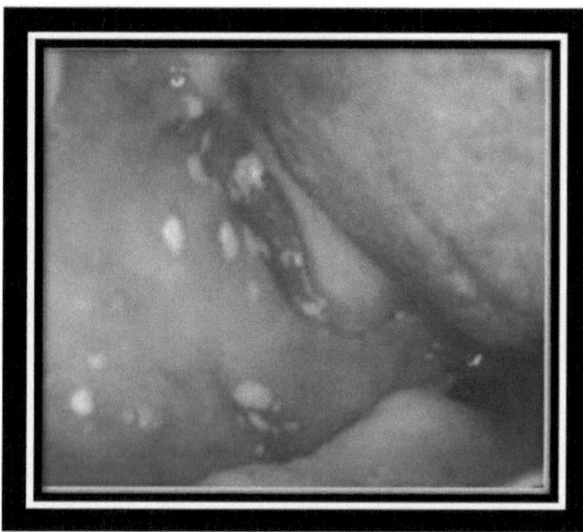

CANDIDÍASE ORAL NUM DOENTE COM DIABETES. AS MÚLTIPLAS PEQUENAS LESÕES BRANCAS NA MUCOSA BUCAL FORAM FACILMENTE RASPADAS. O ESTUDO CITOLÓGICO E AS CULTURAS CONFIRMARAM A IMPRESSÃO CLÍNICA DE INFECÇÃO POR CANDIDA ALBICANS

FIG 16

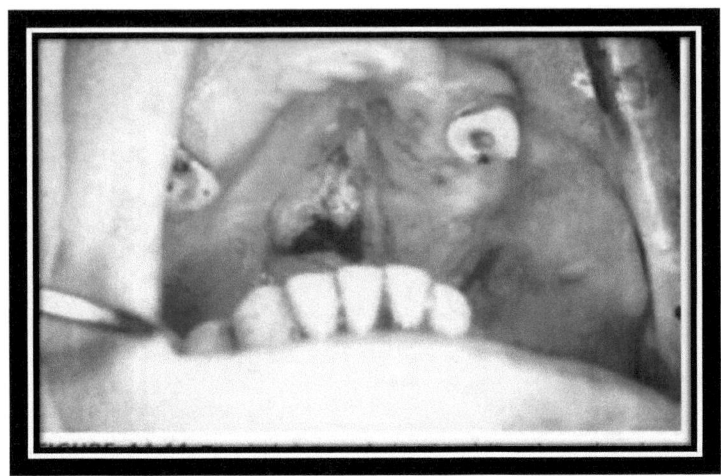

LESÃO CASTANHO-ESCURA BRONZEADA ENVOLVENDO O PALATO NUM DOENTE COM DIABETES. AS CULTURAS ESTABELECERAM O DIAGNÓSTICO DE MUCORMICOSE, UMA INFECÇÃO FÚNGICA GRAVE QUE PODE OCORRER EM DOENTES COM DOENÇAS SISTÉMICAS, COMO A DIABETES OU O CANCRO. O TRATAMENTO INCLUI GERALMENTE O CONTROLO DA DIABETES, A EXCISÃO CIRÚRGICA DA LESÃO E A ADMINISTRAÇÃO DE ANTIBIÓTICOS E ANTIFÚNGICOS POTENTES.

FIG 17

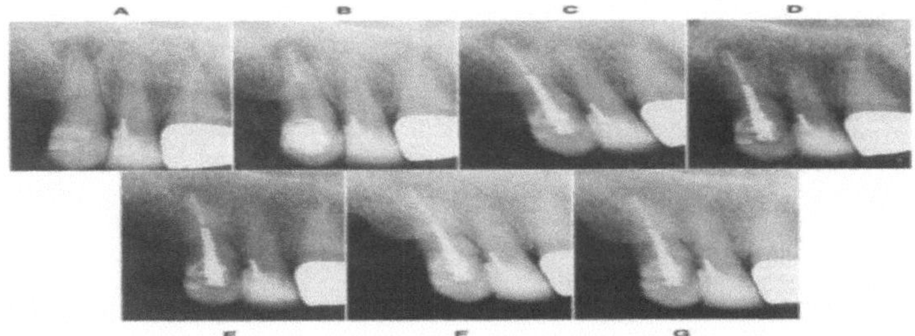

Cicatrização retardada em pacientes diabéticos. A, Radiografia pré-operatória de cúspide maxilar com lesão periapical de tamanho moderado, sensibilidade apical à palpação, polpa não vital e envolvimento pulpar óbvio a partir da distal. B, Radiografia imediatamente após a obturação do canal com guta-percha condensada lateralmente e pasta de Wach, com a pós-sala preparada e um ligeiro excesso de selante aparente. Uma lesão muito maior associada a um canino maxilar, consideravelmente cicatrizada após 1 ano e totalmente cicatrizada após 2 anos. Uma lesão lateral, também de maiores dimensões, associada a um primeiro bicúspide maxilar, estava completamente cicatrizada ao fim de 1 ano. Ambos os pacientes eram saudáveis. No paciente diabético, a cicatrização tardia é mais comum. C, Seis meses após o tratamento, a lesão ainda tem o mesmo tamanho, embora o excesso de selante tenha migrado ligeiramente para a mesial e a sensibilidade apical esteja totalmente ausente. D, Um ano após o tratamento, a lesão parece ser ligeiramente mais pequena. Num paciente saudável, seria de esperar uma cicatrização considerável após 1 ano. E, Dezoito meses após o tratamento, a lesão diminuiu ligeiramente e o selante quase desapareceu. F, Dois anos após o tratamento, a lesão diminuiu consideravelmente. G, Três anos após o tratamento, reparação completa. (Restauração efectuada pelo Dr. Steven Fishman, Chicago).

FIG 18

B) INSUFICIÊNCIA ADRENAL

A insuficiência suprarrenal é uma doença potencialmente fatal resultante de uma secreção inadequada de cortisol e/ou aldosterona. Pode estar associada a uma terapêutica prolongada com corticosteróides e pode persistir durante anos após a sua interrupção. Um doente com insuficiência suprarrenal, ao comparecer para tratamento dentário, pode ficar muito stressado, o que pode levar a hipotensão e choque.

Causas A insuficiência suprarrenal pode resultar de:

- **Insuficiência suprarrenal primária**: resulta de uma lesão das supra-renais, por exemplo, doença de Addison;
- **Insuficiência suprarrenal secundária**: resulta da deficiência da hormona adrenocorticotrófica (ACTH) devido a lesões na hipófise ou no hipotálamo;

- A retirada abrupta da terapêutica com esteróides também pode causar deficiência de ACTH;
- Stress, por exemplo, para ir a um tratamento dentário.

As caraterísticas clínicas incluem:

- choque, por exemplo, hipotensão, taquicardia e palidez;
- anorexia;
- náuseas e vómitos;
- dor abdominal;
- pirexia;
- fadiga e letargia.

Box 8-5 Management of adrenal insufficiency: the conscious patient

ASSESS CONSCIOUSNESS
CONSCIOUS
(victim responds to stimulation)
↓
Terminate dental treatment
↓
P—Position patient comfortably if asymptomatic; supine with feet elevated slightly, if symptomatic
↓
A → B → C—Provide BLS as needed
↓
D—Definitive care:
Monitor vital signs
Summon medical assistance
Obtain emergency kit and O_2
Administer glucocorticosteroid, if available, and if history of adrenal insufficiency exists
↓
Consider additional management:
Provide BLS as needed
Provide O_2 as needed
Provide glucocorticosteroid as needed
Establish IV access

A, airway; **B**, breathing; BLS, basic life support; **C**, circulation; **D**, definitive care; IV, intravenous; **P**, position.

QUADRO 9

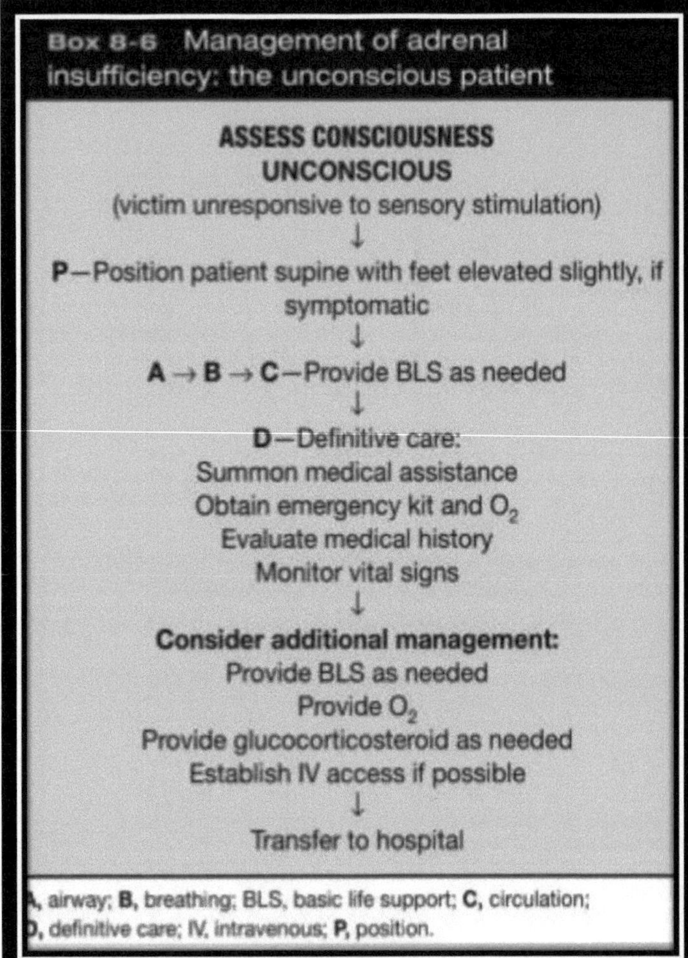

Box 8-6 Management of adrenal insufficiency: the unconscious patient

ASSESS CONSCIOUSNESS
UNCONSCIOUS
(victim unresponsive to sensory stimulation)
↓
P—Position patient supine with feet elevated slightly, if symptomatic
↓
A → **B** → **C**—Provide BLS as needed
↓
D—Definitive care:
Summon medical assistance
Obtain emergency kit and O_2
Evaluate medical history
Monitor vital signs
↓
Consider additional management:
Provide BLS as needed
Provide O_2
Provide glucocorticosteroid as needed
Establish IV access if possible
↓
Transfer to hospital

A, airway; **B**, breathing; BLS, basic life support; **C**, circulation; D, definitive care; IV, intravenous; **P**, position.

QUADRO 10

TRATAMENTO

Administração de esteróides para aumentar o nível hormonal circulante.

- Se o doente reagir bem, recomenda-se frequentemente a administração de 100 a 200 mg de uma preparação de hidrocortisona solúvel adicionada a 1000 ml de dextrose a 5% durante 4 horas.
- São igualmente administrados 100 mg de acetato de cortisona para prolongar a ação.

- Choque profundo - 100 mg de hidrocortisona IV - Se não houver resposta, a dose pode ser aumentada para 400-500 mg.

C) TIRÓIDE

A glândula tiroide é uma glândula endócrina situada no pescoço, constituída por dois lóbulos ligados entre si, que segrega as hormonas da tiroide, como a tiroxina (T4) e a triiodotironina (T3). As hormonas da tiroide ajudam no desenvolvimento e funcionamento do cérebro e regulam a taxa metabólica do corpo. Estas hormonas também regulam o metabolismo das gorduras, proteínas e hidratos de carbono. As hormonas da tiroide são parte integrante da regulação de muitas funções e aspectos do corpo humano, como a regulação da temperatura, os níveis de energia, o peso e muito mais.

Os doentes com disfunção da tiroide podem ser classificados como eutiroideus, hipotiroideus ou hipertiroideus, dependendo da atividade normal, diminuída ou hiperactiva da tiroide. As caraterísticas do hipotiroidismo incluem anemia, cardiomegalia, intolerância ao frio, obstipação, cretinismo (crianças), cabelo seco, creatina elevada, bócio, hiperlipidemia, hipertelorismo, hipotensão, ondas T invertidas no eletrocardiograma, letargia, onda QRS de baixa amplitude no eletrocardiograma, mixedema, parestesia, redução do débito cardíaco, redução da frequência respiratória, convulsões, bradicardia, aumento de peso, enquanto as caraterísticas do hipertiroidismo incluem dor abdominal, sopro cardíaco, diplopia, disritmias, fosfatase alcalina elevada, fadiga, cabelo fino, bócio, intolerância ao calor, hipercalcemia, aumento do apetite, aumento do débito cardíaco, aumento do pulso, nervosismo, palpitações, proptose, psicose, taquicardia, tremor, pele quente, perda de peso.

GESTÃO ENDODÔNTICA

O tratamento endodôntico em doentes com hipotiroidismo, em casos não tratados ou mal controlados, inclui evitar procedimentos cirúrgicos, tratar a infeção oral, evitar depressores do SNC, como narcóticos e barbitúricos; em casos bem controlados, evitar infecções orais, implementar procedimentos e tratamento normais; em caso de crise médica, ou seja, em casos raros, incluir o reconhecimento e o tratamento inicial do coma mixedematoso, procurar ajuda médica, hidrocortisona 100 mg, reanimação cardiorrespiratória. A gestão endodôntica em caso de hipertiroidismo inclui evitar a utilização de adrenalina e controlar a propagação da infeção. O tratamento deve ser interrompido se surgirem sinais ou sintomas de uma crise tirotóxica. A gestão do stress é importante nestes doentes, uma vez que o stress, a ansiedade ou a cirurgia podem desencadear a crise tireotóxica. Os medicamentos anti-tiroideus, como o propiltiouracil, têm atividade antivitamina K e podem causar hipoprotrombinemia e hemorragia, o que representa um risco de hemorragia, pelo que os doentes que tomam PTU devem ser cuidadosamente avaliados antes de uma cirurgia ou de um tratamento dentário invasivo.

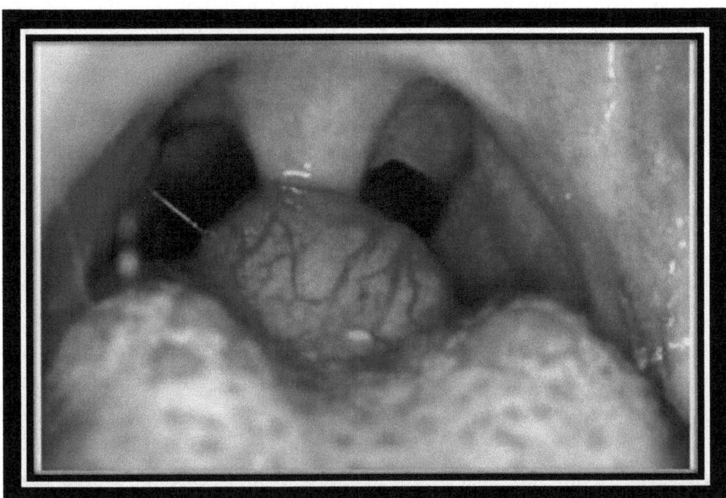

NÓDULO TIROIDEU LINGUAL NUMA MENINA DE 4 ANOS.

FIG 19

4) DOENÇAS INFECCIOSAS

As condições infecciosas que são problemáticas em termos de gestão dentária incluem a hepatite B (VHB), a hepatite C (VHC), o VIH e a tuberculose. As infecções virais, como as observadas na síndrome respiratória aguda grave (SARS), ou as infecções associadas aos cuidados de saúde, como o Staphylococcus aureus resistente à meticilina (MRSA), são menos susceptíveis de causar problemas, mas constituem uma preocupação adicional. Podem ocorrer várias complicações potenciais durante o tratamento dentário, tais como o risco de transmissão, interações medicamentosas em doentes tratados para doenças activas.

A) VIH

O VIH é uma infeção por retrovírus sanguíneo transmitida principalmente pelo sangue e fluidos corporais por contacto sexual íntimo e por via parentérica. Após a infeção, a enzima transcriptase reversa permite que o vírus integre o seu próprio ADN no genoma de uma célula infetada e se replique utilizando os ribossomas e a síntese proteica da célula infetada. Inicialmente, ocorre uma seroconversão imunitária com produção de anticorpos antivirais, seguida de uma diminuição significativa dos linfócitos CD4+ ao longo de vários anos. O tratamento mais eficaz na progressão da infeção pelo VIH e da SIDA é uma combinação de agentes antivíricos conhecida como terapias anti-retrovirais altamente activas (HAART), que aumentou significativamente o tempo de vida e a qualidade de vida dos indivíduos infectados pelo VIH

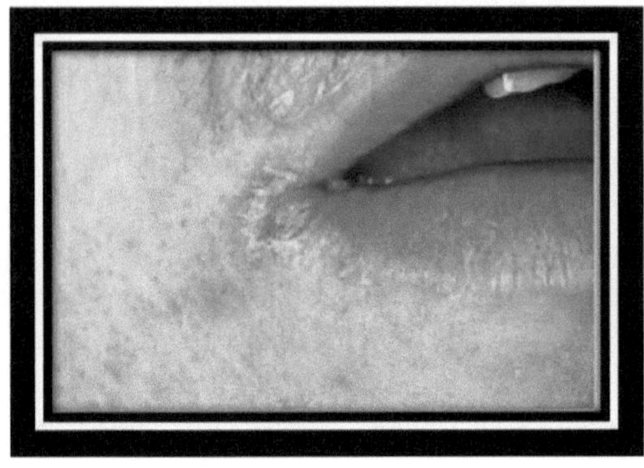

QUEILITE ANGULAR NUM DOENTE COM SIDA. A LESÃO RESPONDEU À MEDICAÇÃO ANTIFÚNGICA

FIG 20

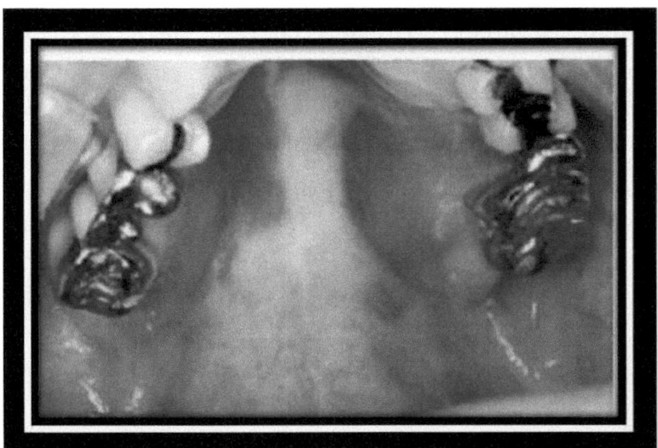

MÚLTIPLAS LESÕES GRANDES, PLANAS E ERITEMATOSAS ENVOLVENDO A MUCOSA PALATINA. A BIOPSIA REVELOU QUE AS LESÕES ERAM SARCOMA DE KAPOSI E O DOENTE ACABOU POR RECEBER O DIAGNÓSTICO DE SIDA.

FIG 21

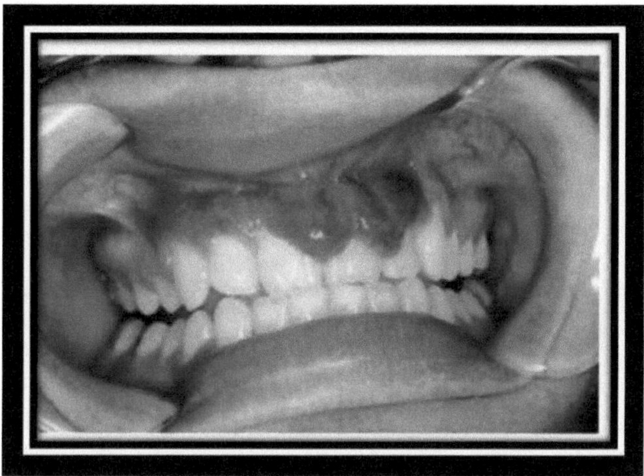

SARCOMA DE KAPOSI DA GENGIVA

FIG 22

INTERACCÇÕES MEDICAMENTOSAS E TERAPIA ANTI-RETROVIRAL:

Um desafio significativo enfrentado pelos doentes seropositivos e pelos seus prestadores de cuidados de saúde é o potencial para interações medicamentosas adversas. Uma vez que os doentes seropositivos tomam normalmente um regime antirretroviral de três ou mais medicamentos de, pelo menos, duas classes diferentes, também existe potencial para efeitos secundários indesejados e toxicidades.45 Os níveis da terapêutica antirretroviral para o VIH também podem ser alterados pelas propriedades farmacocinéticas do organismo. A maioria dos medicamentos para o VIH no mercado é metabolizada pelo fígado através do sistema enzimático do citocromo P450 (CYP45O).

Mais especificamente, a isoenzima mais abundante do sistema CYP45O, CYP3A4, metaboliza cerca de metade dos medicamentos anti-retrovirais atualmente no mercado. Uma vez que os medicamentos são metabolizados através da mesma via, existe concorrência entre os medicamentos para se ligarem às isoenzimas. Esta competição pode então causar um aumento do nível plasmático dos medicamentos, levando a toxicidades, efeitos secundários indesejados e potenciais estirpes resistentes do VIH. No entanto, nem todas as interações medicamentosas têm consequências negativas. Alguns inibidores da protease, como o ritonavir, servem para aumentar os níveis de outros medicamentos. Estes inibidores da protease podem ser administrados em doses mais baixas, reduzindo assim o metabolismo de outros medicamentos anti-retrovirais administrados em simultâneo.

O VIH E A ENDODONTIA

Em geral, o tratamento endodôntico de pacientes com periodontite apical teria um pior prognóstico em pacientes imunocomprometidos, como os pacientes infectados pelo VIH. Isto deve-se ao facto de as células T desempenharem um papel importante na patogénese, bem como na cicatrização da periodontite apical. Um dos desafios enfrentados pelos pacientes seropositivos e pelos seus dentistas é o potencial para interações medicamentosas adversas. Uma vez que os doentes seropositivos tomam normalmente um regime antirretroviral de três ou mais medicamentos de, pelo menos, duas classes diferentes, existe um potencial para efeitos secundários indesejados e toxicidades.[54] Muitos dos medicamentos que os dentistas administram ou prescrevem habitualmente podem interferir com o metabolismo dos medicamentos anti-retrovirais.[55,56] Estatisticamente, as probabilidades de tratar um doente seropositivo num consultório dentário aumentaram devido a um estado estacionário de novas infecções por VIH anualmente e ao aumento da longevidade resultante da terapia antirretroviral altamente ativa.

Assim, os pacientes seropositivos procuram cuidados dentários de rotina em vez de tratamento episódico para as manifestações orais do VIH/SIDA, e os médicos dentistas devem saber como cuidar deles de forma adequada. O médico dentista deve conhecer os medicamentos que os seus pacientes seropositivos estão a tomar, compreender as potenciais interações medicamentosas com os medicamentos que prescreve e estar preparado para prescrever medicamentos de uma classe diferente quando as interações são possíveis. Existe controvérsia na literatura relativamente à necessidade de cobertura antibiótica antes da realização de tratamentos dentários. Um pequeno subgrupo de doentes com doença VIH avançada pode necessitar de modificações personalizadas, como a profilaxia antibiótica ou a transfusão de produtos sanguíneos para os seus cuidados.[57] Se a contagem de granulócitos for superior a 500 células/µL de sangue, o tratamento endodôntico deve ser realizado sob cobertura antibiótica profiláctica.

Os doentes com contagens de células CD4 inferiores a 200 células/µL podem sofrer de uma perturbação da coagulação sanguínea. Se a contagem de trombócitos for superior a 60.000 células/mm3, o tratamento dentário de rotina é possível sem o risco de hemorragia. A anestesia por infiltração e/ou intraligamentar é preferível para evitar quaisquer complicações da anestesia de bloqueio. Podem ser recomendados elixires de clorexidina com antibióticos dois a três dias antes do tratamento, a fim de reduzir as bactérias orais e evitar problemas cirúrgicos. Um doente seropositivo que receba terapia endodôntica é tratado em ambulatório. Com uma terapia não cirúrgica do canal radicular, o prognóstico destes indivíduos é o mesmo que o de pessoas clinicamente saudáveis.[53] Finalmente, o profissional deve estar consciente dos riscos ocupacionais no tratamento destes doentes, deve familiarizar-se com as diretrizes profilácticas pós-exposição do CDC, implementar medidas preventivas para evitar exposições ocupacionais e dar formação sobre riscos ocupacionais ao seu pessoal. Relativamente à possível transmissão viral ao pessoal clínico, o maior problema são as feridas e os ferimentos com agulhas resultantes de procedimentos dentários que resultam em hemorragia e subsequente contaminação de materiais ou instrumentos. Após um ferimento com uma agulha seropositiva, há aproximadamente 0,03% de hipóteses de seroconversão[58,59]. Em caso de ferimento penetrante profundo com exposição acidental a sangue e fluidos corporais infectados com VIH, recomenda-se a administração profilática de uma terapêutica antirretroviral tripla e o encaminhamento imediato para um especialista. As medidas adequadas de controlo da infeção incluem coisas como a utilização de luvas e óculos durante o procedimento e evitar recolocar a agulha de injeção usada na sua bainha.[60] Para manter a monitorização, é crucial notificar todos os membros do pessoal sobre a infeção do doente antes de iniciar a terapia. O VIH está presente tanto no granuloma apical como nos tecidos pulpares, pelo que a utilização de um dique de borracha é considerada essencial.[61]

Com a utilização de instrumentos rotativos, não só os instrumentos utilizados como também a peça de mão devem ser desinfectados e esterilizados após cada tratamento. Um dentista não pode eticamente recusar um tratamento apenas devido ao estado de VIH do doente.

PREVENÇÃO E PRECAUÇÕES

Os dentistas devem estar bem cientes das potenciais interações medicamentosas nos seus doentes seropositivos. Muitos dos medicamentos que os dentistas administram ou prescrevem habitualmente podem interferir com o metabolismo dos medicamentos anti-retrovirais. Estatisticamente, as probabilidades de tratar um doente seropositivo numa clínica dentária aumentaram devido a um estado estável de novas infecções por VIH anualmente e ao aumento da longevidade da terapia antirretroviral altamente ativa. Assim, os doentes seropositivos procuram cuidados dentários de rotina em vez de tratamento episódico para as manifestações orais do VIH/SIDA, e os médicos dentistas devem saber como tratar adequadamente esses doentes. Existe controvérsia na literatura relativamente à necessidade de cobertura antibiótica antes da realização de tratamentos dentários.

Um pequeno subgrupo de doentes com doença VIH avançada pode necessitar de modificações personalizadas, como a profilaxia antibiótica ou a transfusão de produtos sanguíneos para os seus cuidados. No entanto, não existem atualmente dados que sustentem a necessidade de uma cobertura antibiótica de rotina para prevenir a bacteriemia ou a septicemia resultantes de um procedimento dentário. Além disso, o médico dentista deve conhecer os medicamentos que os seus pacientes seropositivos estão a tomar, compreender as potenciais interações medicamentosas com os medicamentos que prescreve e estar preparado para prescrever medicamentos de uma classe diferente quando as interações são possíveis. Por último, o médico deve estar ciente dos riscos profissionais no tratamento destes doentes, deve familiarizar-se com as diretrizes profilácticas pós-exposição do CDC, implementar medidas preventivas para evitar exposições profissionais e dar formação sobre riscos profissionais ao seu pessoal.

B) HEPATITE B E C E ENDODONTIA

O vírus da hepatite B (VHB) é um vírus de ADN e era originalmente conhecido como "hepatite sérica ."[62] A hepatite C é uma infeção viral hepatotrópica causada pelo vírus da hepatite C (VHC), que é uma das principais causas de hepatite aguda e de doença hepática crónica. Caracteriza-se por uma inflamação do fígado e, em muitos casos, por danos permanentes no tecido hepático. As hepatites A, B, C, D, E e G são as mais frequentes. As hepatites B e C podem, em muitos casos, causar a morte e danos irreversíveis no fígado.[62] O pessoal que trabalha em centros de diálise, laboratórios, hospitais, consultórios dentários e consultórios médicos é mais vulnerável à infeção. A prevalência do VHC varia muito de país para país, sendo que alguns países africanos e do Mediterrâneo Oriental apresentam as taxas mais elevadas.[63]

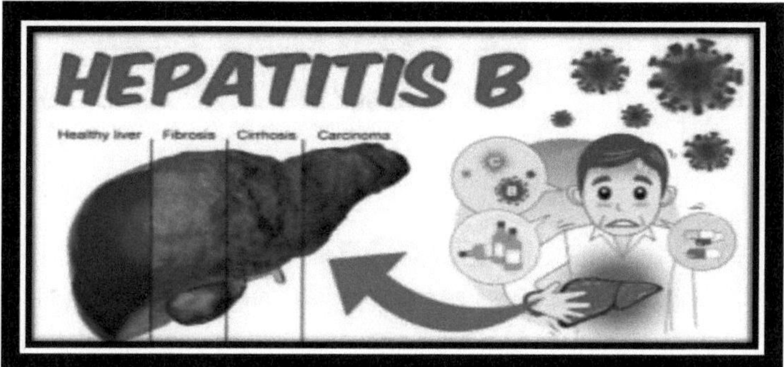

FIG 23

A frequência de exposição ao VHB foi a mais elevada entre os profissionais de saúde dentária, de acordo com um estudo realizado no Japão.[64] Mesmo após a introdução de muitos programas e estratégias, a infeção por hepatite continua a ser um problema de saúde em ambientes dentários. O risco de contágio viral entre profissionais de medicina dentária e doentes (infeção cruzada), o risco de hemorragia em doentes com doença hepática grave e as alterações no metabolismo de medicamentos específicos que aumentam o risco de toxicidade são as principais questões relacionadas com a hepatite B e C em meio dentário.[65]

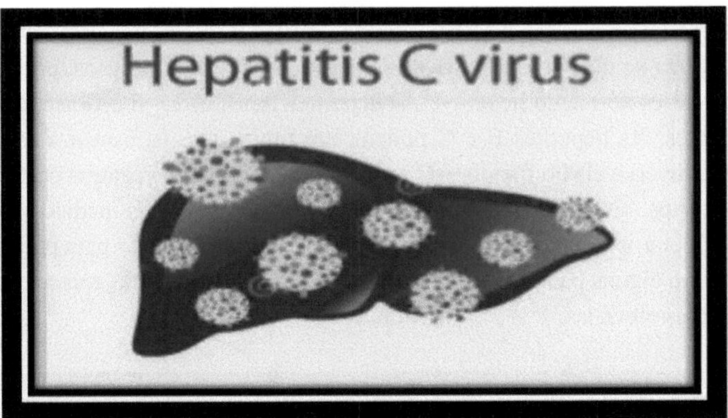

FIG 24

Mesmo dias após o tratamento de pacientes com testes positivos para a hepatite B e C, descobriu-se que o HBV e o HCV estão presentes numa variedade de superfícies no consultório dentário. Durante mais de cinco dias, o[66] HCV pode permanecer estável à temperatura ambiente.[67] Como resultado, devem ser observadas precauções de senso comum, tais como a utilização de técnicas de barreira juntamente com os procedimentos adequados de esterilização e desinfeção.[65] As técnicas de esterilização convencionais eliminam normalmente proteínas e ácidos nucleicos específicos (ADN do VHB e ARN do VHC) dos instrumentos dentários previamente infectados com VHB e VHC. O tratamento eletivo é adiado num estado desfavorável.

Sintomas precoces: Mal-estar, fadiga, anorexia.

- Fase aguda: Náuseas, vómitos, dor abdominal e iterícia.
- Fase crónica: Cirrose hepática e carcinoma hepatocelular

Caso seja necessária terapêutica, o médico dentista necessitará de plaquetas, vitamina K, fármacos antifibrinolíticos (ácido tranexâmico) e agentes hemostáticos locais, como a celulose oxidada e regenerada.[65] Se for recomendada profilaxia antibiótica, o médico assistente deve ser consultado para determinar quais os medicamentos utilizados, a quantidade que é tomada e se existem potenciais interações.[68] O tratamento endodôntico pode ser efectuado nestes doentes com cuidados de esterilização adequados e um protocolo de controlo de infecções.

O fator mais importante é saber quais os medicamentos e tratamentos que são processados no fígado que devem ser evitados. É imperativo manter-se afastado de medicamentos como a eritromicina, o metronidazol e as tetraciclinas.[69] O acetaminofeno pode ser utilizado para aliviar o desconforto, embora a ampicilina seja o antibiótico preferido.[70] Os anti-inflamatórios não esteróides devem ser utilizados com precaução ou evitados, devido ao risco de hemorragia gastrointestinal e gastrite normalmente associada a doença hepática. Os anestésicos locais são geralmente seguros, desde que a dose total não exceda 7 mg/kg, combinada com epinefrina. Em caso de exposição acidental:

1. Lavar cuidadosamente a ferida sem esfregar, pois isso pode inocular o vírus nos tecidos mais profundos, durante vários minutos com água e sabão ou utilizando um desinfetante de eficácia comprovada contra o vírus (soluções de iodo ou formulações de cloro). A lógica subjacente a estas medidas consiste em reduzir o número de unidades virais para um valor inferior ao limiar necessário para provocar a infeção (a dose infecciosa).

2. Deve ser registada uma história médica e clínica completa e pormenorizada do doente para excluir eventuais riscos.

3. Todo o pessoal deve ser vacinado de forma adequada. O controlo das infecções deve ser seguido.

4. Assegurar uma abordagem acolhedora e sem juízos de valor!

5. História detalhada e exame oral

6. Consulta com o médico do paciente.

7. Determinação da eventual existência de doenças associadas (auto-imunes, diabetes).

8. Consulta, coagulação e perfil sanguíneo em caso de procedimento invasivo.

9. Profilaxia antibiótica

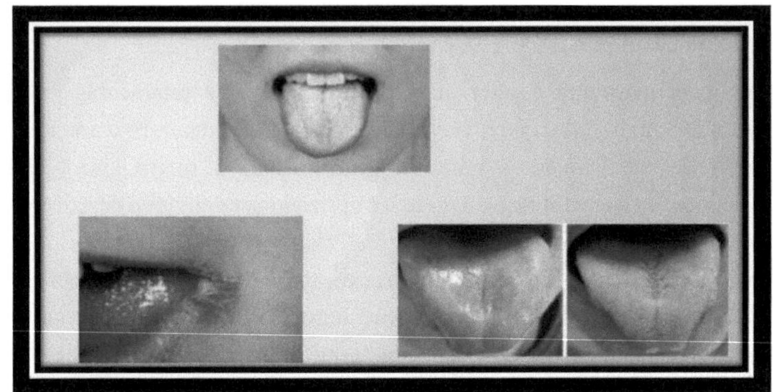

MANIFESTAÇÕES ORAIS NAS DOENÇAS DO FÍGADO

FIG 25

Table 2: Recommendations for post exposure prophylaxis for hepatitis B

Vaccination status of exposed person	HBsAg status of the source		
	HBsAg positive	HBsAg negative	HBsAg status unknown
Unvaccinated	HBIG x1; start HBV vaccine series	Start HBV vac series	Start HBV vac series
Vaccinated: Responder[a]	No treatment	No treatment	No treatment
Vaccinated: Non-responder[a]	HBIG and start HBV vac series[b] or HBIG x 2[c]	No treatment	If known high risk for HBV, treat as if source is HBsAg positive
Vaccinated: Response status unknown	Test for anti-HBs If responder: No treatment If non-responder: HBIG x 1; vaccine booster[d]	No treatment	Test for anti-HBs If responder: No treatment If non-responder: Vaccine booster; re-check anti-HBs in 1-2 months

[a]Responder=anti-HBs>10 m IU/ml ; non-responder=anti-HBs<10 m IU/ml. Do not repeat anti-HBs if previous results are available. [b]HBIG can be administered simultaneously with HBV vaccine at different sites. HBIG dose=0.06 mg mL/kg IM. [c]If non-responder has received 2 full series of HBV vaccine ; then administer a second dose of HBIG one month after initial dose. HbsAg - Hepatits B surface antigen ; HBIG - Hepatitis B immune globulin ; HBV - Hepatitis B virus

| European Journal of General Dentistry | Vol 2 | Issue 1 | January-April 2013 |

QUADRO 11

Table 3: Recommendations for post exposure prophylaxis for hepatitis C

Baseline (at time of exposure)	Obtain anti-HCV and ALT
4 months post-exposure	If anti-HCV is positive, then obtain HCV RNA. If HCV RNA is positive, then evaluate for treatment
6 months post-exposure	If 4-month anti-HCV is negative, then obtain an anti-HCV and ALT. If anti-HCV is negative, then STOP follow-up. If anti-HCV is positive, then obtain HCV RNA. If HCV RNA is positive, then evaluate for treatment

HCV - Hepatitis C virus; ALT - Alanine aminotransferase; RNA - Ribonucleic acid

QUADRO 12

P

Patient Evaluation/Risk Assessment (see Box 1-1)

- Evaluation is directed at determining the nature, severity, control, and stability of disease.

Potential Issues/Factors of Concern

	A
Analgesics	Nonsteroidal antiinflammatory drugs (NSAIDs), including aspirin, and acetaminophen, as well as codeine and meperidine, should be avoided or their use very limited in persons who have end-stage liver disease.
Antibiotics	Antibiotic prophylaxis is not recommended; however, patients who have severe liver disease may be more susceptible to infection. Selection of antibiotic agent is based on risk and severity of dental infection. Avoid use of metronidazole and vancomycin
Anesthesia	Higher doses may be required to achieve adequate anesthesia in presence of alcoholic liver disease. Knowledge of current liver function is important to establish proper dosages. Epinephrine (1:100,000, in a dose of no more than two carpules) in local anesthetics generally is not associated with any problems, but patients should be monitored closely.
Anxiety	Use anxiety/stress reduction techniques as needed, but avoid benzodiazepines.
Allergy	No issues.

	B
Breathing	No issues.
Bleeding	Excessive bleeding may occur in the patient with end-stage liver disease. Most such patients will have reductions in coagulation factors and thrombocytopenia, so they are at greater risk for postsurgical bleeding; they may need vitamin K and/or platelet or clotting factor replacement.
Blood pressure	Monitor blood pressure, because it may be significantly increased with portal hypertension in patients with end-stage liver disease.

	C
Chair position	No issues.
Consultation	Once the patient is under good medical management, the dental treatment plan is unaffected. However, consultation with the patient's physician to establish the level of control and to identify bleeding tendencies and altered drug metabolism is recommended as part of the management program.

	D
Devices	No issues.
Drugs	Because many medications are metabolized in the liver, certain drugs may need to be avoided or reduced in dosage. Limit or avoid use of acetaminophen, aspirin, ibuprofen, codeine, meperidine, diazepam, barbiturates, metronidazole, and vancomycin. Refer to a good drug reference. The use of epinephrine or other pressor amines (in gingival retraction cord or to control bleeding) must be limited, especially if portal hypertension is present.

	E
Equipment	No issues.
Emergencies and urgent care	For patient with severe liver disease who requires urgent care, consider treating in special care clinic or hospital. After consulting with physician, provide limited care only for pain control, treatment of acute infection, or control of bleeding until condition improves.

	F
Follow-up	It is important to follow up with the patient post-operatively to be certain that there are no complications.

CONSIDERAÇÕES ENDODÔNTICAS EM PACIENTES COM DOENÇA HEPÁTICA

QUADRO 13

A) VÍRUS DO HERPES

Existem muitos tipos diferentes de vírus do herpes que afectam os seres humanos. Estes tipos incluem o vírus da varicela zoster (VZV), que causa a infeção por herpes zoster; os vírus do herpes humano (HHV1-8); o citomegalovírus humano (HCMV); e o vírus Epstein-Barr (EBV).
As infecções por herpes zoster representam frequentemente um dilema de diagnóstico, porque após a cicatrização das bolhas herpéticas, o doente pode sofrer de nevralgia pós-herpética, que imita a dor endodôntica. Uma documentação cuidadosa da história clínica e dos testes de diagnóstico deve ajudar o médico a identificar esta condição e a tomar as decisões e/ou encaminhamentos corretos. No entanto, a infeção por herpes zoster também pode induzir patose pulpar espontânea.
As lesões periapicais em pacientes infectados com HCMV e/ou EBV, mas não com o vírus herpes simplex, podem ser maiores e mais dolorosas. Além disso, pulpites irreversíveis ou infecções endodônticas agudas podem estar associadas a uma maior incidência de EBV ou dos patógenos HHV. No entanto, ainda não se sabe de forma conclusiva se a associação viral potencializa o desenvolvimento de formas mais agressivas de patogenia endodôntica ou se os achados dos pequenos estudos e relatos de casos disponíveis foram meramente coincidentes. Uma revisão sistemática não identificou associações significativas entre o HCMV ou o EBV e a patose endodôntica sintomática.

5) GRAVIDEZ E ENDODONTIA

A gravidez é um estado fisiológico dinâmico evidenciado por várias alterações transitórias. Estas podem evoluir para vários sinais e sintomas físicos que podem afetar a saúde, as percepções e as interações da paciente com os outros e o seu ambiente. Os médicos dentistas com formação mínima em medicina gestacional podem hesitar em tratar as suas pacientes grávidas. Devido ao receio de ferir a mãe ou o feto, alguns profissionais podem recusar cuidados ou medicamentos às suas pacientes, causando inadvertidamente danos. É necessária uma compreensão das alterações fisiológicas da doente, dos efeitos da infeção crónica ou do consumo de drogas ilícitas e de álcool, bem como dos riscos e benefícios dos medicamentos, para aconselhar adequadamente a doente sobre as suas opções em matéria de cuidados médicos.

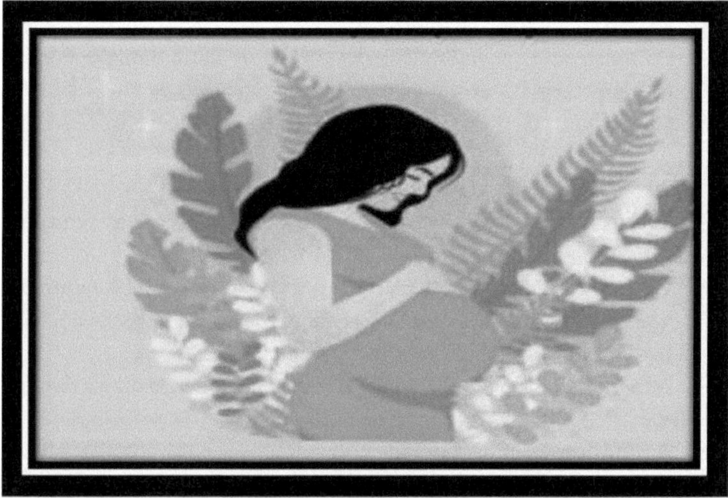

FIG 26

ALTERAÇÕES FISIOLÓGICAS

- Interações hormonais complexas alterações fisiológicas profundas Aumento do estrogénio em 10 vezes e da progesterona em 30 vezes

- Sistema cardiovascular: - Aumento do volume de sangue numa média de 30% a 40%.
- Anemia dilucional " anemia fisiológica da gravidez". -
- O débito cardíaco aumenta 30% - 50%.
- O ritmo cardíaco aumenta 20% - 30%

FASES DA GRAVIDEZ

- 1º trimestre - 1-12 semanas/primeiros 3 meses: Fase de formação dos órgãos do feto, pelo que, sempre que possível, deve ser evitado o tratamento dentário eletivo
- 2º trimestre - 13-24 semanas/ 3º ao 6º mês: Crescimento e maturação do feto. É a altura mais segura para prestar cuidados dentários preventivos e interceptivos
- 3º trimestre - 25-40 semanas/ 6º ao 9º mês: Preocupações associadas ao feto e facilidade de parto.
- Os tratamentos endodônticos devem ser de curta duração e apenas para emergências dentárias para evitar a indução de stress na futura mãe.

EXPOSIÇÃO A RADIAÇÕES DENTÁRIAS

- O feto é mais suscetível à radiação entre a 2ª e a 6ª semana de gestação.
- Uma única radiografia dentária expõe o paciente a 0,01 milirad (40 vezes menos do que a dose diária adquirida com a radiação cósmica).
- Doses inferiores a 5-10 rads não são teratogénicas.
- A radiografia dentária de diagnóstico não deve ser suspensa durante a gravidez.
- A exposição pode ser limitada por : - proteção com avental de chumbo - filme moderno e rápido - evitar repetições.

HIPOTENSÃO EM MULHERES GRÁVIDAS

A gestante no segundo ou terceiro trimestre está sujeita à síndrome de hipotensão supina, decorrente da compressão uterina da veia cava inferior. Ocorre uma queda da pressão arterial quando a mãe está em posição supina, e o peso do útero, do bebé, da placenta e dos líquidos amnióticos comprime a veia cava inferior, reduzindo o retorno do sangue ao coração e o débito cardíaco. Isto resulta em três efeitos principais: hipotensão, bradicardia e síncope/tontura.

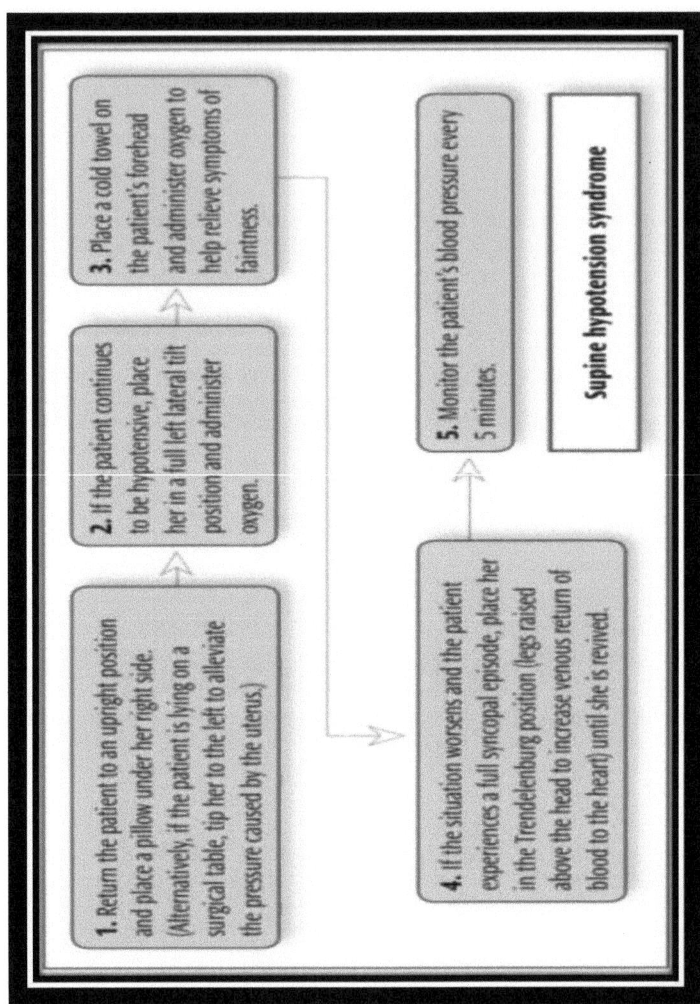

Supine hypotension syndrome
1. Return the patient to an upright position and place a pillow under her right side. (Alternatively, if the patient is lying on a surgical table, tip her to the left to alleviate the pressure caused by the uterus.)
2. If the patient continues to be hypotensive, place her in a full left lateral tilt position and administer oxygen.
3. Place a cold towel on the patient's forehead and administer oxygen to help relieve symptoms of faintness.
4. If the situation worsens and the patient experiences a full syncopal episode, place her in the Trendelenburg position (legs raised above the head to increase venous return of blood to the heart) until she is revived.
5. Monitor the patient's blood pressure every 5 minutes.

QUADRO 14

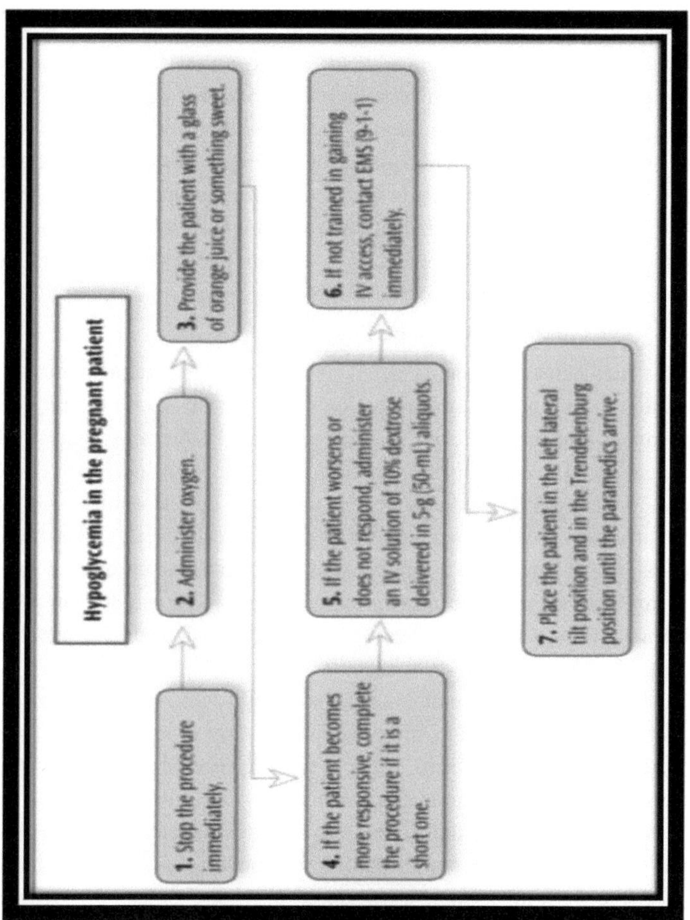
Hypoglycemia in the pregnant patient
1. Stop the procedure immediately.
2. Administer oxygen.
3. Provide the patient with a glass of orange juice or something sweet.
4. If the patient becomes more responsive, complete the procedure if it is a short one.
5. If the patient worsens or does not respond, administer an IV solution of 10% dextrose delivered in 5-g (50-mL) aliquots.
6. If not trained in gaining IV access, contact EMS (9-1-1) immediately.
7. Place the patient in the left lateral tilt position and in the Trendelenburg position until the paramedics arrive.

QUADRO 15

MEDICAMENTOS UTILIZADOS EM ENDODONTIA

Felizmente, muitos medicamentos do arsenal de um consultório dentário são considerados geralmente seguros tanto para as pacientes grávidas como para os seus filhos por nascer. A maioria dos profissionais de medicina dentária deve ter acesso a uma referência de medicamentos, caso surjam dúvidas quanto à eficácia ou segurança de um medicamento proposto. No entanto, se um profissional de medicina dentária tiver dúvidas sobre as escolhas de medicação dentária ou sobre os factores de risco para as pacientes grávidas, deve consultar o obstetra da paciente.

A) ANESTESIA LOCAL

Um dos medicamentos que os dentistas utilizam mais frequentemente é o anestésico local. Quando administrados dentro de um intervalo terapêutico, a lidocaína e a prilocaína foram classificadas pela FDA como medicamentos de categoria B. As mulheres grávidas que não têm quaisquer contra-indicações, tais como alergias, devem utilizar a lidocaína ou a prilocaína como primeira escolha para anestesia local.[73,74] A FDA classificou a articaína, a mepivacaína e a bupivacaína como medicamentos de categoria C. A razão para a classificação da bupivacaína são os estudos em animais que demonstram que doses superiores às terapêuticas causam mortalidade embrionária.[73,75]

Além disso, a utilização de vasoconstritores, como a epinefrina ou a levonordefrina, não é contra-indicada quando fazem parte dos anestésicos locais disponíveis no mercado. Embora tenham recebido a classificação C, esses vasoconstritores, quando usados em baixas concentrações em cartuchos de anestésicos locais pré-embalados, não causam danos ao feto, desde que sejam tomadas as precauções normais. Estas medidas de segurança incluem evitar a injeção intravascular e manter as dosagens globais nos intervalos terapêuticos ou abaixo destes, como 0,2 mg de levonordefrina e 0,04 mg de adrenalina.[73,75]

b) ANTIBIÓTICOS

Frequentemente, a melhor opção de tratamento para um paciente é tratar imediatamente a dor ou as infecções na sua origem. No entanto, há ocasiões em que as infecções não podem ser tratadas imediatamente com cuidados dentários invasivos e os antibióticos podem ser um curso de ação necessário. Muitos dos antibióticos de primeira linha do dentista são classificados pela FDA como categoria B para risco de gravidez. Estes incluem a família das penicilinas, as eritromicinas (exceto a forma de estolato), a azitromicina, a clindamicina, o metronidazol e as cefalosporinas. No entanto, a tetraciclina, a minociclina e a doxiciclina têm classificação D devido à probabilidade de quelarem os ossos e os dentes. Assim, a tetraciclina deve ser normalmente evitada

c) ANALGÉSICOS.

O dentista deve estar ciente dos possíveis perigos ao discutir o desconforto. Nem todos os medicamentos anti-inflamatórios não esteróides são seguros para tomar durante a gravidez. O Diflunisal e a aspirina não são aconselhados a mulheres grávidas. Anemia, aumento do risco de hemorragia, fechamento prematuro do canal arterial do coração, gestação e trabalho de parto mais longos, e tanto a aspirina quanto o diflunisal têm sido associados a esses efeitos colaterais.[75] Devido aos riscos de trabalho de parto prolongado, hemorragia após o parto e fechamento prematuro do canal arterial, até mesmo o ibuprofeno, o cetoprofeno e o naproxeno são proibidos no terceiro trimestre da gravidez (opções da categoria D da FDA). No entanto, nos dois primeiros trimestres da gravidez, estes três analgésicos estão classificados na categoria B.[18] O anti-inflamatório não esteroide de primeira linha de escolha deve ser o acetaminofeno.

O acetaminofeno obteve uma classificação B da FDA para os três trimestres da gravidez. Se for necessária uma medicação mais forte para as dores, a maioria das combinações de narcóticos é relativamente segura para curtos períodos de tempo, apesar dos riscos de atraso no crescimento fetal ou dependência fetal se forem prescritos por longos períodos. A oxicodona recebeu uma classificação B para utilização a curto prazo, ao passo que a meperidina, a hidrocodona, o propoxifeno e a codeína são medicamentos narcóticos da categoria C da FDA, embora ainda sejam considerados razoavelmente seguros para o controlo da dor a curto prazo. No entanto, a utilização de narcóticos a longo prazo é desaconselhada, uma vez que o feto pode desenvolver depressão neonatal ou sintomas de abstinência.

D) ANXIOLÍTICO

As abordagens não farmacêuticas são preferidas no tratamento da ansiedade no ambiente dentário porque minimizam a exposição do feto aos medicamentos. Uma vez que a maioria das benzodiazepinas desta classe são classificadas como tendo um risco de gravidez C ou D, devem ser utilizadas com grande precaução e após consulta do médico da paciente.[75,76] O triazolam está categoricamente contraindicado em pacientes grávidas, de acordo com a FDA. A utilização de óxido nitroso intranasal é controversa devido à possibilidade de diminuição do fluxo sanguíneo uterino ou de consequências teratogénicas se forem utilizadas quantidades elevadas.[76]

Category	US Food and Drug Administration risk stratification of drugs
A	Controlled studies in humans have failed to demonstrate a risk to the fetus, and the possibility of fetal harm appears remote
B	Animal studies have not been indicated fetal risk, and human studies have not been conducted, or animal studies have shown a risk, but controlled human studies have not
C	Animal studies have shown a risk, but controlled human studies have not been conducted, or studies are not available in humans or animals
D	Positive evidence of human fetal risk exists but in certain situations that drug may be used despite its risk
X	Evidence of fetal abnormalities and the fetal risk exists based on human experience, and the risk outweighs any possible benefit of use during pregnancy

CATEGORIAS DE MEDICAMENTOS DA FDA DURANTE A GRAVIDEZ

QUADRO 16

Drug	Use in pregnancy	FDA category
Antibacterial		
Amoxicillin Metronidazole Erythromycin Penicillin Cephalosporins	Yes	B
Tetracycline Gentamicin	No • Discoloration of teeth with tetracycline • Fetal ototoxicity with gentamicin	D
Analgesics		
Oxycodone	With caution	B
Aspirin Ibuprofen Naproxen	Not in 3rd trimester • Postpartum hemorrhage with aspirin	B (D in 3rd trimester)
Acetaminophen Morphine Meperidine	Yes • Respiratory depression with morphine	B
Codeine		C (D in 3rd trimester)
Local anesthetics		
Lidocaine Prilocaine	Yes	B
Mepivacaine Bupivacaine	With caution • Fetal bradycardia with mepivacaine and bupivacaine	C
Sedatives/hypnotics		
Nitrous oxide	Not in 1st trimester • Spontaneous abortions with nitrous oxide	Avoid
Barbiturates and benzodiazepines	No • Cleft lip/palate with benzodiazepines	D

MEDICAMENTOS COMUNS UTILIZADOS DURANTE A GRAVIDEZ NO TRATAMENTO DENTÁRIO

QUADRO 17

CONSIDERAÇÕES ENDODÔNTICAS

Devido ao receio de ferir involuntariamente o feto, muitos dentistas podem ter relutância em tratar as suas pacientes grávidas. No entanto, poucas operações dentárias devem ser evitadas durante uma gravidez sem complicações. Em qualquer trimestre de uma gravidez típica, os procedimentos de higiene dentária, incluindo profilaxia, destartarização completa ou alisamento radicular, são aceitáveis.[77] A profilaxia dentária é encorajada não só para minimizar a carga bacteriana dos agentes patogénicos periodontais, mas também para reforçar os bons hábitos de higiene oral da paciente. Se a cárie dentária for a fonte de dor ou infeção aguda numa mulher em período de gestação saudável, o dentista deve prestar cuidados invasivos, independentemente da fase de gravidez da paciente.

A cárie dentária também representa uma fonte adicional de carga bacteriana para a doente. Como já foi referido, os anestésicos locais são aceitáveis para utilização em mulheres grávidas. Além disso, não existe qualquer contraindicação para a utilização de procedimentos de diagnóstico considerados necessários, tais como radiografias adequadas, durante a gravidez de uma doente, desde que sejam seguidas as precauções de segurança normais. Estas precauções incluem a colimação do feixe, película de alta velocidade, exposições limitadas e proteção da doente com avental de chumbo. Estima-se que uma série média de filmes dentários de boca inteira possa expor o feto a 1 x 10-1 rads de radiação, muito abaixo do risco tetra-génico para o feto. Durante a gravidez, podem ser comuns episódios de grande alegria, ansiedade ou medo. Quando combinados com medos ou fobias dentárias, as pacientes grávidas podem atrasar ou evitar os cuidados dentários. A ansiedade pode levar a aumentos transitórios da tensão arterial, perturbações gastrointestinais, hiperventilação ou cólicas uterinas. Muitas vezes, o aconselhamento e a abordagem das causas dos medos da paciente ajudam a aliviar a sintomatologia.

O tratamento endodôntico na gravidez tem como objetivo o controlo da doença, a manutenção de um ambiente oral saudável e a prevenção de potenciais problemas que possam ocorrer mais tarde na gravidez ou durante o período pós-parto, tendo sido certificado como seguro na gravidez. No entanto, tem sido sugerido que os procedimentos electivos sejam adiados até ao segundo trimestre ou até ao final da gravidez, e que apenas sejam prestados cuidados de emergência.[78] Considera-se que os primeiros três meses de gravidez são cruciais para o crescimento do feto. Para reduzir a possibilidade de efeitos secundários desfavoráveis dos tratamentos dentários, foi sugerido que os tratamentos evitáveis do primeiro trimestre fossem transferidos para o segundo trimestre.[72]

No final do primeiro trimestre, o tamanho do útero não é suficientemente grande para tornar desconfortável sentar-se na cadeira de dentista e as náuseas geralmente diminuíram. Isto faz com que o segundo trimestre seja o período ideal para efetuar um tratamento endodôntico. No entanto, os procedimentos endodônticos electivos extensos devem ser adiados para depois do parto. Durante o primeiro trimestre (da conceção à 14ª semana), existe um grande risco de suscetibilidade ao stress e aos teratógenos, e 50-75% de todos os abortos espontâneos ocorrem durante este período.[79] Evite radiografias de rotina. Utilizar de forma selectiva e quando necessário. Durante o segundo trimestre (14-28 semanas), a organogénese está concluída e, por conseguinte, o risco para o feto é baixo.

Alguns procedimentos dentoalveolares electivos e emergentes são realizados com maior segurança durante o segundo trimestre. Durante o terceiro trimestre (29ª semana até ao parto), embora não haja risco para o feto durante este trimestre, a grávida pode sentir um nível crescente de desconforto. As consultas dentárias de curta duração devem ser marcadas com um posicionamento adequado na cadeira para evitar a hipotensão supina.

A posição supina representa um risco acrescido de desenvolver TVP, por compressão da veia cava inferior, levando a estase venosa e formação de coágulos. A posição ideal na cadeira de dentista é o decúbito lateral esquerdo com a nádega direita e a anca elevadas 15°. Foi pesquisado que nem o irrigante de limpeza, o hipoclorito, nem os materiais de obturação dos canais radiculares utilizados no tratamento endodôntico são prejudiciais ao feto.[80]

As radiografias intra-orais são consideradas seguras para as doentes grávidas, uma vez que os raios X são dirigidos para a boca e não para o abdómen, juntamente com a utilização de medidas de proteção, tais como película de alta velocidade, colimação, filtração, avental de chumbo e colar da tiroide.[81]

Foi sugerido que apenas as radiografias necessárias para o diagnóstico e a terapêutica devem ser realizadas, de acordo com a abordagem As Low As Reasonably Achievable (ALARA).[82] Quando utilizados de forma adequada e na dosagem recomendada, os anestésicos locais são geralmente seguros para utilização durante a gravidez. A concentração de epinefrina 1:100.000 utilizada em medicina dentária, quando administrada com uma técnica de sucção adequada e limitada à dose mais pequena necessária, é segura para uma doente grávida saudável.[77] Alegria, preocupação ou ansiedade são emoções frequentes durante a gravidez.[72] Quando combinadas com medos ou fobias dentárias, as pacientes grávidas podem atrasar ou evitar os cuidados dentários. A ansiedade pode levar a aumentos transitórios da pressão arterial, hiperventilação ou cólicas uterinas. É importante lembrar que o tratamento está a ser administrado a dois pacientes: mãe e filho. Todos os tratamentos só devem ser efectuados após consulta com o ginecologista da doente. É preferível evitar medicamentos e terapias que ponham em risco o feto em todas as mulheres em idade fértil ou para as quais não tenha sido assegurado um teste de gravidez negativo.

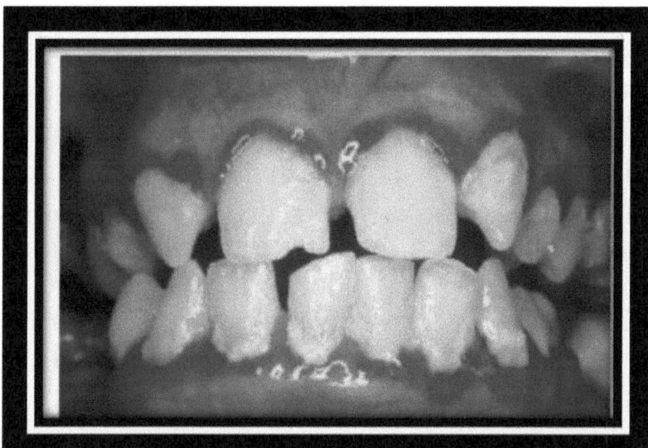

GENGIVITE GENERALIZADA - "GENGIVITE DA GRAVIDEZ" - NUMA MULHER NO SEXTO ANO DE VIDA

FIG 27

6) DOENTES SUBMETIDOS A QUIMIOTERAPIA/RADIAÇÃO E A TOMAR BIFOSFONATOS

Os cancros que são passíveis de cirurgia e que não afectam a cavidade oral requerem poucas modificações no plano de tratamento. Os doentes que já foram ou estão a ser submetidos a radioterapia, quimioterapia e outros que tomam medicamentos bifosfonatos requerem uma consideração especial relativamente ao seu tratamento dentário. O dentista deve fazer sempre uma avaliação completa do doente antes de iniciar a terapia contra o cancro. Os métodos dentários preventivos visam eliminar doenças orais, infecções e factores de risco, de modo a alcançar um estado de saúde oral estável e evitar a necessidade de procedimentos dentários invasivos num futuro próximo ou intermédio.[83]

Sempre que possível, os dentes não restauráveis e aqueles com mau prognóstico periodontal a longo prazo devem ser extraídos mais de 2 semanas antes da radioterapia. Os dentes sintomáticos não vitais podem ser tratados endodonticamente pelo menos 1 semana antes do início da quimioterapia. O dentista deve sempre fazer uma avaliação completa do doente antes de iniciar a terapia contra o cancro. Os métodos dentários preventivos têm como objetivo eliminar doenças orais, infecções e factores de risco, de modo a alcançar um estado estável de saúde oral e evitar a necessidade de procedimentos dentários invasivos num futuro próximo ou intermédio.[84]

No caso de um doente a receber quimioterapia, a contagem de leucócitos e o estado das plaquetas devem ser cuidadosamente monitorizados antes do início do procedimento dentário. Os procedimentos endodônticos podem ser efectuados se a contagem de neutrófilos for superior a 2000 células por mm cúbico e as plaquetas forem superiores a 50 000 por mm cúbico. A osteonecrose pós-radiação (PRON) resulta de alterações induzidas pela radiação nos maxilares, pode surgir em ossos expostos a radiação elevada e caracteriza-se por uma exposição óssea assintomática ou dolorosa. As medidas preventivas e os protocolos utilizados para reduzir a necrose radioactiva incluem a seleção da terapia endodôntica em vez da extração, procedimentos cirúrgicos atraumáticos, utilização de anestésicos locais sem lidocaína que não contenham ou contenham baixas concentrações de epinefrina e antibióticos profilácticos mais antibióticos durante a semana de cicatrização.[85] Embora o tratamento endodôntico não cirúrgico seja um procedimento relativamente seguro, é essencial ter cuidado.

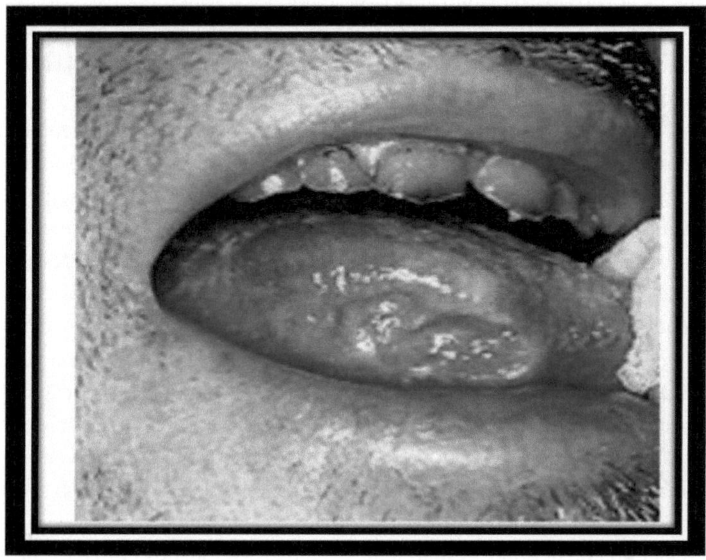

LESÃO DA LÍNGUA COM ELEVADA PROBABILIDADE DE SER CANCEROSA, COMO INDICADO PELO SEU ASPECTO CLÍNICO (TAMANHO, MARGENS, ENDURECIMENTO). ESTÁ INDICADO O ENCAMINHAMENTO DIRECTO DO DOENTE PARA UM CENTRO DE TRATAMENTO DO CANCRO PARA DIAGNÓSTICO E TERAPÊUTICA. ESTA LESÃO FOI DIAGNOSTICADA COMO CARCINOMA DE CÉLULAS ESCAMOSAS

FIG 28

DOENTES A TOMAR MEDICAMENTOS ANTI-REABSORTIVOS E ANTI-ANGIOGÉNICOS

Os bifosfonatos são utilizados no tratamento de doentes com cancro da mama

metastático, mieloma múltiplo, doença de Paget do osso, hipercalcemia de neoplasia maligna e em doentes com metástases ósseas documentadas de qualquer tumor sólido (cancro da próstata, cancro do pulmão e carcinomas de células renais). A reabsorção óssea é inibida pelos bifosfonatos. A remodelação dos ossos é um processo fisiológico típico. O osso doente é removido e, no seu lugar, é inserido tecido ósseo novo e elástico.[86] Para além de impedirem a renovação óssea e inibirem a função dos osteoclastos, os bisfosfonatos têm também qualidades anti-angiogénicas.['][8788]
A gestão da osteonecrose dos maxilares associada a bisfosfonatos representa um desafio adicional para os profissionais. Em 2014, a Associação Americana de Cirurgiões Orais e Maxilofaciais (AAOMS) sugeriu a alteração da nomenclatura de osteonecrose dos maxilares relacionada com bisfosfonatos (BRONJ) para MRONJ para acomodar o número crescente de casos de osteonecrose envolvendo a maxila e a mandíbula associados a outras terapêuticas anti-reabsortivas (denosumab) e anti-angiogénicas.[89] A ONMR ou osteonecrose dos maxilares relacionada com medicamentos é uma reação adversa grave aos medicamentos, que se manifesta por uma destruição óssea progressiva na região maxilofacial dos doentes. O tratamento dentário dos doentes que recebem terapêutica com bifosfonatos orais ou intravenosos é principalmente de natureza preventiva. Os bifosfonatos intravenosos (IV) são utilizados para tratar doenças associadas ao cancro, bem como a hipercalcemia de neoplasias malignas, eventos relacionados com o esqueleto ligados a metástases ósseas de tumores sólidos e para o tratamento de lesões líticas relacionadas com o mieloma múltiplo.

Os doentes que tomam bifosfonatos intravenosos correm um maior risco de desenvolver ONJ associada aos bifosfonatos do que os que tomam BPs orais. Os BPs orais são utilizados para tratar a osteoporose, osteopenia ou outras condições menos comuns, como a doença de Paget e a osteogénese imperfeita. O inibidor do ligando RANK (denosumab) é um medicamento anti-reabsorção que inibe a função dos osteoclastos, diminui a reabsorção óssea e aumenta a densidade óssea.[90,91] É utilizado em doentes afectados por osteoporose ou doenças ósseas metastáticas. Os medicamentos anti-angiogénicos impedem o desenvolvimento de novos vasos sanguíneos, bloqueando a cascata de sinalização da angiogénese.[92] Os doentes osteoporóticos que iniciam a terapêutica oral com BP devem ser informados sobre o risco de desenvolverem MRONJ. Devem ser fornecidos aos doentes documentos informativos e educativos sobre os conhecimentos actuais em matéria de MRONJ, bem como instruções para comunicarem rapidamente todos os sinais e sintomas.

Recomenda-se um acompanhamento clínico-radiológico periódico. Deve ser sublinhada a importância da higiene oral e da saúde dentária.[89] Os dados são limitados, pelo que deve ser obtido um consentimento informado para um risco não quantificável de desenvolvimento de MRONJ a longo prazo. O risco de desenvolver MRONJ associado aos BPs orais é muito baixo, e aumenta quando a duração da terapêutica excede os 4 anos.[93] A endodontia não cirúrgica em vez da extração dentária deve ser realizada sempre que possível, mesmo que o dente não seja restaurável. Os procedimentos cirúrgicos endodônticos e todos os procedimentos invasivos que envolvam lesão óssea não são recomendados. Considerar o BONJ ao desenvolver um diagnóstico diferencial de dor nãoodontogénica. Os procedimentos endodônticos devem ser realizados com cuidado para evitar traumas nos tecidos periodontais circundantes. A colocação de diques de borracha com grampos deve evitar o impacto no tecido gengival, ou deve ser considerada uma técnica de isolamento modificada (técnica de dique dividido).

Devem ser evitados erros de procedimento que resultem em danos nos tecidos periodontais (perfuração ou danos no forame apical). Um melhor conhecimento da anatomia do canal radicular, uma instrumentação cuidadosa, uma medição correta do comprimento de trabalho e a utilização de um microscópio operatório e de um localizador eletrónico do ápice são ferramentas úteis. A colocação de uma banda de matriz subgengival deve ser evitada. Deve ser considerado um procedimento de decoronação e o tratamento endodôntico das raízes restantes para dentes com destruição coronal extensa, margem subgengival ou se não forem restauráveis.

O dente pode ser deixado com um selamento permanente ou preparado como um pilar de sobredentadura. Utilize toda a equipa de cuidados de saúde, incluindo o dentista geral do doente, o oncologista e o cirurgião oral, ao desenvolver o plano de tratamento para estes doentes. Tenha em atenção que, como a base de conhecimentos sobre MRONJ está a crescer rapidamente, algumas sugestões poderão ser alteradas no futuro. É aconselhável que o profissional cauteloso se mantenha atualizado sobre os últimos avanços e abordagens na terapêutica anti-reabsortiva, revendo regularmente os trabalhos publicados.[94]

Regimen	Drugs
Standard regimen	Adults: 2.0 g Amoxicillin Children: 50 mg/kg Amoxicillin
Patients allergic to penicillin or already taking penicillin class of medication	Adults: 2.0 Cephelexin or other 1st or 2nd generation cephalosporin Or 600 mg Clindamycin Or 500 mg Azithromycin or Clarithromycin Children: 50 mg/kg Cephelexin or other 1st or 2nd generation cephalosporin (Or) 20 mg/kg Clindamycin Or 50 mg/kg Azithromycin or Clarithromycin
Alternative IM/IV regime for patients allergic to penicillin and unable to take oral medications	Adults: 1.0g IM or IV Cefazolin or Ceftriazone Or 600 mg IM or IV Clindamycin Children: 50 mg/kg IM or IV Cefazolin or Ceftriazone Or 20 mg/kg IM or IV Clindamycin within 30 min. before the procedure.

REGIMES ANTIBIÓTICOS RECOMENDADOS PARA A PROFILAXIA ANTIBIÓTICA

QUADRO 18

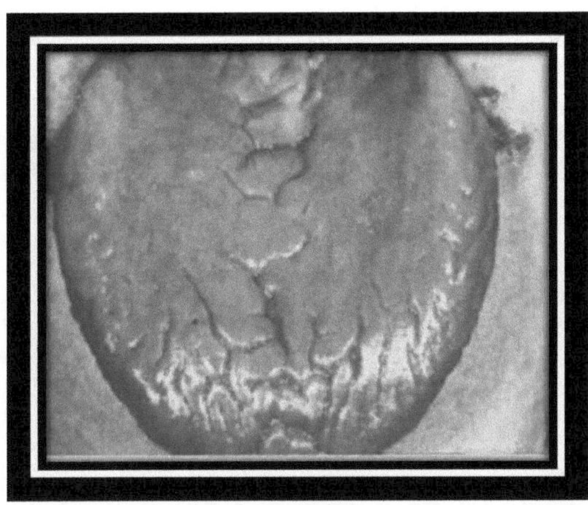

XEROSTOMIA GRAVE QUE SE DESENVOLVEU DEVIDO AOS EFEITOS DA RADIAÇÃO NA MUCOSA ORAL. NOTAR A QUEILITE ANGULAR.

FIG 29

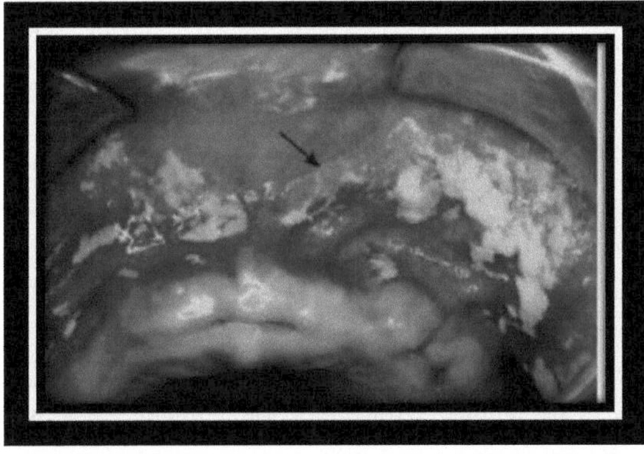

CANDIDÍASE ORAL (FORMA PSEUDOMEMBRANOSA) NUM DOENTE SUBMETIDO A QUIMIOTERAPIA. (DE ALLEN CM, BLOZIS GG: ORAL MUCOSAL LESIONS. EM CUMMINGS CW, ET AL, EDITORES: OTOLARYNGOLOGY: HEAD AND NECK SURGERY, ED 3, ST. LOUIS, 1998, MOSBY).

FIG 30

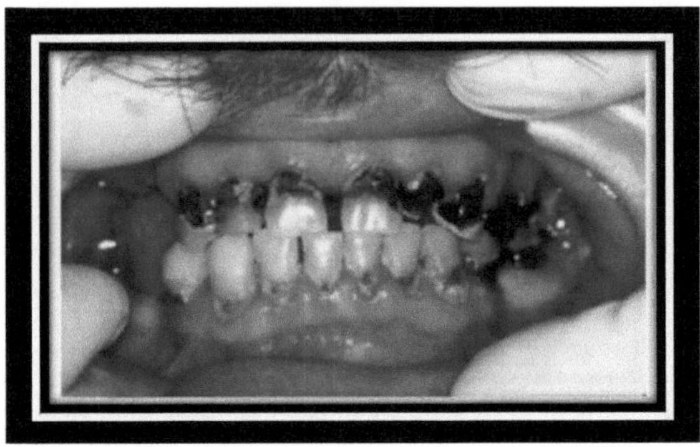

CÁRIE CERVICAL EXTENSA NUM PACIENTE QUE RECEBEU RADIOTERAPIA (CORTESIA DE R. GORLIN, MINNEAPOLIS, MINNESOTA).

FIG 31

Risco de osteoradionecrose ou osteonecrose da mandíbula

Os doentes que foram submetidos a radioterapia para o tratamento de tumores malignos na área craniofacial correm o risco de osteorradionecrose no local de um procedimento cirúrgico, como a extração de dentes. Por conseguinte, muitos destes doentes têm dentes que, normalmente, não seriam passíveis de tratamento, mas que são retidos com tratamento endodôntico para evitar o risco de osteorradionecrose. Um relatório documentou o resultado do tratamento em 22 pacientes tratados endodonticamente após terem recebido 50 Gy de irradiação na área nos 6 meses anteriores. Após uma média de 19 meses, foi encontrado um tratamento bem sucedido em 91% dos pacientes, o que foi consistente com as médias de tratamento para pacientes normais noutros estudos. No entanto, o tratamento de pacientes que foram submetidos a radioterapia é frequentemente complicado por tecidos fibróticos que não permitem uma abertura adequada da boca. Foi relatado que cerca de 66 a 70 Gy de radioterapia resultam numa diminuição progressiva do teste de vitalidade da polpa e do teste da polpa eléctrica aos 12 meses. Além disso, a boca seca resulta em cáries recorrentes, comprometendo o prognóstico.

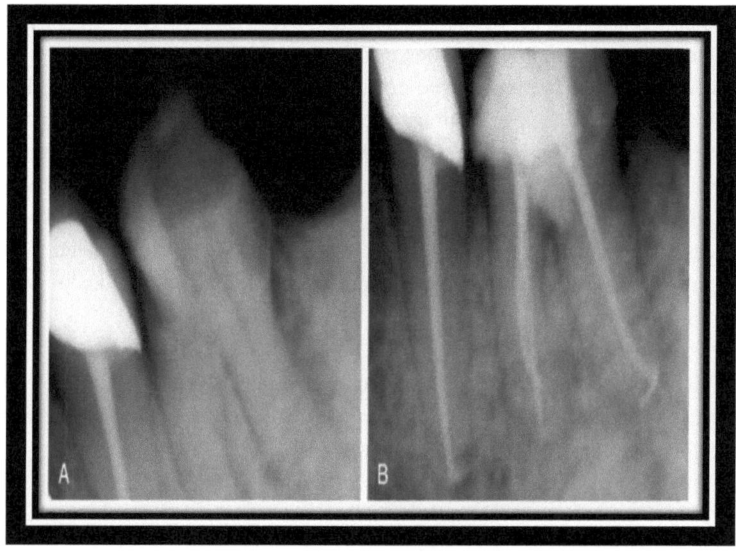

CASO COMPROMETIDO DE PACIENTE ADULTO IDOSO QUE FOI TRATADO COM CÂNCER ORAL, COM HEMIMANDIBULECTOMIA DO LADO DIREITO, ALÉM DE TERAPIA DE RADIAÇÃO, QUE RESULTOU EM GRANDE RESTRIÇÃO NA ABERTURA DA BOCA. A PACIENTE SÓ CONSEGUIA ABRIR A BOCA CERCA DE 15 MM AO NÍVEL DOS INCISIVOS, O QUE DIFICULTAVA MUITO A INTRODUÇÃO DE SENSORES RADIOGRÁFICOS, ESPELHOS E INSTRUMENTOS DENTÁRIOS. **A,** UMA RADIOGRAFIA PRÉ-OPERATÓRIA DE MÁ QUALIDADE MOSTRA UMA RESTAURAÇÃO ANTERIOR QUE COMPROMETEU A SAÚDE PULPAR E LEVOU A UMA LESÃO PERIRRADICULAR. **B,** FOI TENTADO UM TRATAMENTO PARA EVITAR A OSTEORRADIONECROSE E SALVAR O DENTE PARA A FUNÇÃO. SURGIRAM COMPLICAÇÕES NA ÁREA DA FURCA, PORQUE O CLÍNICO NÃO CONSEGUIU USAR O ESPELHO E A PEÇA DE MÃO EM CONJUNTO PARA A PREPARAÇÃO DO ACESSO

FIG 32.

Durante a última década, foi reconhecido que os doentes submetidos a terapêutica com bisfosfonatos podem estar em risco de osteonecrose dos maxilares relacionada com os bisfosfonatos (BRONJ). Este risco é maior em doentes que recebem bisfosfonatos intravenosos (IV), particularmente se for utilizado mais do que um agente em simultâneo, e o risco aumenta com a duração da utilização de bisfosfonatos e com procedimentos cirúrgicos, como extracções. Embora raro, o BRONJ pode ocorrer após tratamento endodôntico ou cirurgia endodôntica. Quando é efectuado um tratamento endodôntico não cirúrgico num doente a receber bisfosfonatos intravenosos, deve ter-se o cuidado de não ferir os tecidos moles. Por exemplo, os grampos devem ser colocados cuidadosamente para evitar lesões nos tecidos moles e no osso alveolar.

Os bisfosfonatos orais apresentam um risco muito menor de BRONJ. Os resultados endodônticos não são diferentes entre os pacientes que tomam bifosfonatos orais e os outros pacientes.

7) DOENTES COM DOENÇA RENAL CRÓNICA

A doença renal crónica está associada à deterioração progressiva da função renal, resultando numa redução da taxa de filtração glomerular. Os medicamentos utilizados para o seu tratamento tendem a alterar as manifestações orais comuns associadas à doença. Os doentes requerem considerações especiais para o tratamento endodôntico devido à maior tendência para episódios de hemorragia, infecções odontogénicas e interações medicamentosas. Para os doentes com doença renal com tratamento médico conservador, os episódios frequentes de hipertensão exigem a monitorização constante da pressão arterial durante o procedimento. Não é necessário alterar a dosagem de antibióticos como a amoxicilina/clavulanato, a eritromicina e a azitromicina, ou de analgésicos como o ibuprofeno e o paracetamol para estas pessoas.[95]

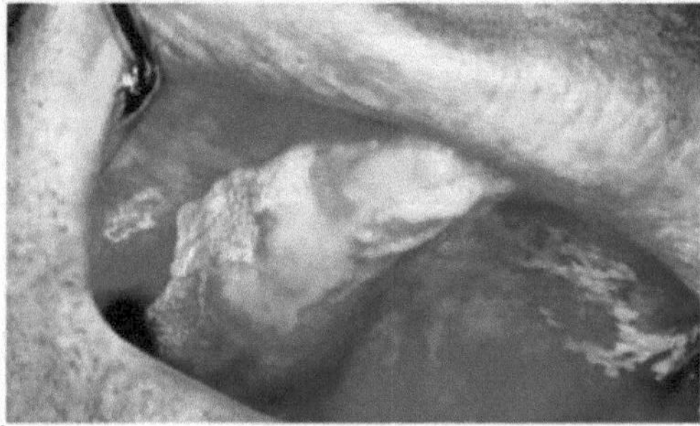

CANDIDÍASE ORAL NUM DOENTE COM DOENÇA RENAL EM FASE TERMINAL\

FIG 33

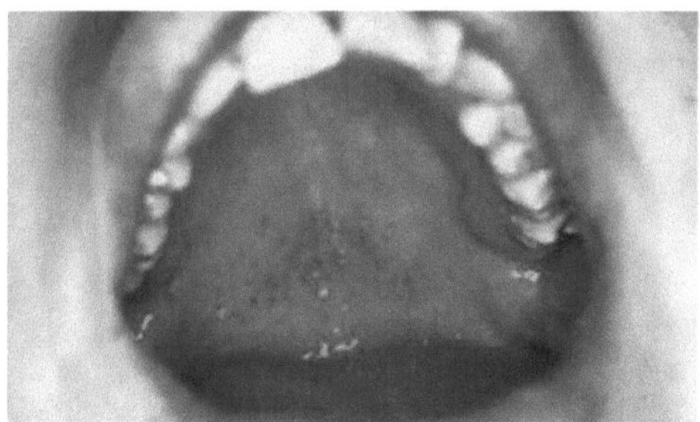

PETÉQUIAS PALATINAS NUM DOENTE COM DOENÇA RENAL EM FASE TERMINAL DISEASE

FIG 34

A) PARA DOENTES EM HEMODIÁLISE

Devido à hemodiálise e à ureia, estes doentes têm tendência para sangrar.[96] A heparina é utilizada para anticoagular o sangue do doente durante a hemodiálise, de modo a facilitar o fluxo sanguíneo.[97] Por este motivo, as operações endodônticas com risco de hemorragia não devem ser efectuadas no dia da hemodiálise. Para garantir que não há heparina em circulação, os cuidados dentários devem começar no dia seguinte à diálise.[98]
Os anestésicos locais, como a lidocaína, são geralmente seguros e podem ser administrados na sua dose habitual, e a estética pode ser conseguida através de infiltração, enquanto o bloqueio de nervos não é geralmente aconselhado, a menos que seja considerado necessário devido a tendências hemorrágicas. Estes doentes devem ser submetidos a análises completas do hemograma e do perfil de coagulação antes de iniciarem a endodontia cirúrgica e os bloqueios nervosos na terapia não cirúrgica dos canais radiculares.

Estes doentes estão muito expostos ao risco de infeção e à possibilidade de transmissão do vírus da hepatite B, do vírus da hepatite C e do VIH. Devem ser efectuados testes de diagnóstico adequados para confirmar os resultados negativos para estas infecções.

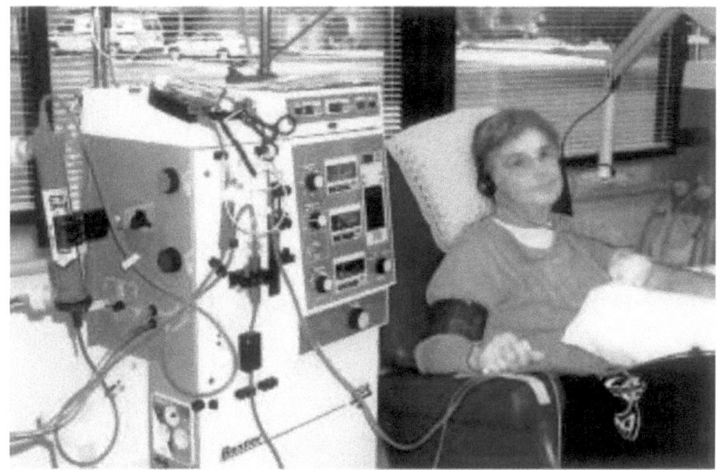

PACIENTE EM HEMODIÁLISE

B) PARA PACIENTES COM TRANSPLANTE RENAL

É importante que, nos primeiros 6 meses após o transplante, seja evitado qualquer tratamento dentário eletivo.[99] O tratamento com corticosteróides, inibidores da calcineurina (Cs, tacrolimus) e inibidores da proliferação de linfócitos (azatioprina e micofenolato mofetil) é comum em pacientes renais e, portanto, eles estarão num estado imunossuprimido. A profilaxia antibiótica, de acordo com as diretrizes do nefrologista, é obrigatória antes do procedimento endodôntico.

C) DOENTES SOB TERAPÊUTICA COM CORTICOSTERÓIDES

É importante determinar, para estes indivíduos, se estão a receber terapia com esteróides neste momento ou se tomaram esteróides durante pelo menos duas semanas nos últimos dois anos. Para reduzir a possibilidade de uma crise adrenal numa situação destas, o médico do doente deve ser consultado para determinar se é necessária uma dose adicional de esteróides e para confirmar as doses de esteróides pré e pós-procedimento.[100] O aumento da dose não é obrigatório se a dose de prednisolona for <7,5 mg/dia. As consultas matinais devem ser preferidas para esses pacientes

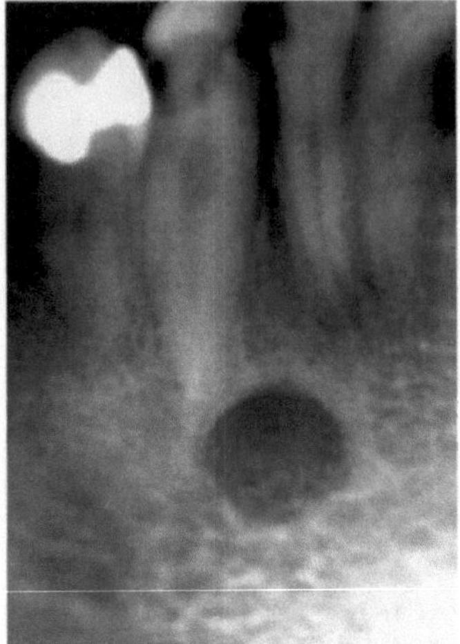

Lesão lítica na mandíbula anterior de um paciente com hiperparatiroidismo.
(Cortesia de L.R. Bean, Lexington, Kentucky).

8) PERTURBAÇÕES RESPIRATÓRIAS

A) ASMA

Uma doença respiratória chamada asma afecta o sistema respiratório e caracteriza-se por broncoconstrição e inflamação. É importante distinguir entre asma alérgica e não alérgica.[3] . Os produtos e materiais dentários têm o potencial de agravar a asma, o que é algo de que os médicos devem estar conscientes. Estes consistem em metacrilato de metilo, dentífricos, selantes de fissuras e pó de esmalte dentário. Compreender o tipo (ligeiro, moderado e grave), a frequência dos ataques e os eventos desencadeantes é crucial antes de iniciar a operação endodôntica. Também devemos seguir as diretrizes de emergência.[77] O estado imunitário dos doentes depende do nível de medicamentos imunossupressores que estão a tomar

A asma é uma doença respiratória caracterizada por uma estenose ou estenose reversível e difusa dos brônquios periféricos, por um aumento da reatividade ou da sensibilidade a diferentes estímulos e, frequentemente, também por sinais ou provas laboratoriais de uma alteração alérgica. Deve ser feita uma distinção entre asma alérgica e não alérgica.

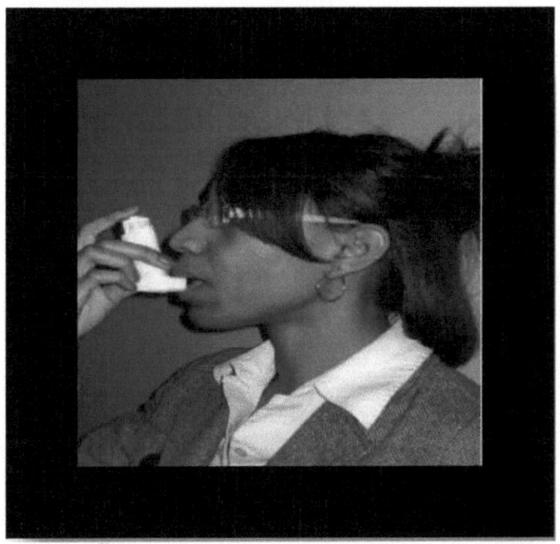

UTILIZAÇÃO DE UM INALADOR POR UM DOENTE

FIG 37

CONSIDERAÇÕES ENDODÔNTICAS

Os prestadores de cuidados de saúde oral têm de estar conscientes do potencial dos materiais e produtos dentários para agravar a asma. Estes artigos incluem dentífricos, selantes de fissuras, pó de esmalte dentário e metacrilato de metilo. As moldeiras de flúor e os rolos de algodão também têm sido implicados na promoção de eventos asmáticos. O estado imunitário dos doentes depende do nível de medicamentos imunossupressores que estão a tomar.

O posicionamento incorreto das pontas de sucção, dos tabuleiros de flúor ou dos rolos de algodão pode desencadear uma resposta hiper-reactiva das vias aéreas em indivíduos sensíveis. Os diques de borracha devem ser utilizados criteriosamente para evitar um possível comprometimento ou agravamento das vias respiratórias. O posicionamento prolongado em decúbito dorsal, os aerossóis carregados de bactérias provenientes da placa bacteriana ou de lesões cariosas e a água nebulizada por ultra-sons também podem ser factores desencadeantes da asma no contexto dentário. Na eventualidade de um ataque asmático agudo durante o tratamento dentário, o médico deve interromper o procedimento, remover todos os instrumentos intra-orais e excluir a aspiração de corpos estranhos, e iniciar o protocolo de emergência para a gestão da exacerbação asmática aguda

Apenas os doentes asmáticos mais graves que tomam grandes doses de corticosteróides sistémicos se enquadram nesta categoria. Em caso de doença grave, os procedimentos devem ser efectuados com o consentimento do médico. Se o doente utilizar um inalador broncodilatador, é essencial aconselhá-lo a trazer o inalador durante cada visita ao dentista. A ansiedade é um fator desencadeante e os tratamentos dentários desencadeiam frequentemente um ataque asmático agudo. Uma abordagem bem planeada e sem queixas por parte do dentista e dos membros da equipa dentária pode ajudar a diminuir a ansiedade. Quando a terapêutica antibiótica é indicada, os macrólidos (ou seja, eritromicina, azitromicina e claritromicina), a ciprofloxacina e a clindamicina devem ser evitados nos doentes que tomam teofilina devido ao potencial efeito adverso da toxicidade da metilxantina. Os medicamentos do grupo dos AINE, os barbitúricos e os narcóticos devem ser evitados em todos os doentes asmáticos.

O acetaminofeno e os inibidores da Cox-2 podem ser utilizados como anti-inflamatórios para estes doentes, uma vez que não precipitam o broncospasmo. No entanto, estudos recentes sugerem que o uso diário ou semanal prolongado de acetaminofeno está associado a uma asma mais grave. Embora haja razões para ter cuidado, o acetaminofeno continua a ser o analgésico preferido para os doentes asmáticos.[101] Os AL contendo epinefrina devem ser evitados, uma vez que o seu componente conservante sulfito pode induzir ataques asmáticos agudos e reacções alérgicas. O posicionamento incorreto das pontas de sucção ou a utilização de rolos de algodão podem desencadear uma resposta hiper-reactiva das vias aéreas em indivíduos sensíveis. Os diques de borracha devem ser utilizados criteriosamente para evitar um possível comprometimento ou agravamento das vias respiratórias. O posicionamento prolongado em decúbito dorsal também pode desencadear um ataque asmático no contexto dentário. No caso de um ataque asmático agudo durante o tratamento dentário, o médico deve interromper o procedimento, remover todos os instrumentos intra-orais e excluir a aspiração de corpos estranhos, e iniciar o protocolo de emergência para a gestão da exacerbação asmática aguda.

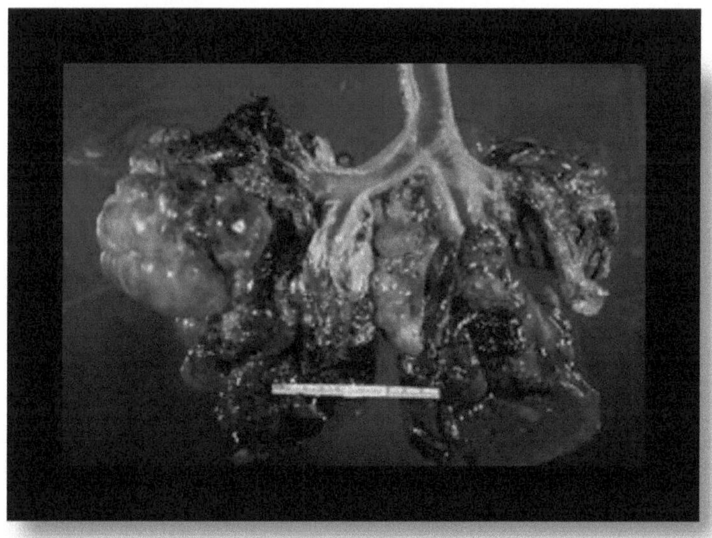

FIG 38

APÓS TRATAMENTO ENDODÔNTICO:

Devido à alergia, cerca de 20% dos doentes com asma podem sofrer exacerbações graves de broncoconstrição após a ingestão de aspirina e de outros anti-inflamatórios não esteróides, ou AINEs. Consequentemente, o analgésico de eleição para estes doentes é o acetaminofeno. No entanto, estudos recentes sugerem que o uso diário ou semanal prolongado de acetaminofeno está associado a uma asma mais grave. Embora haja motivos para precaução, o acetaminofeno continua a ser o analgésico preferido dos doentes asmáticos

B) DOENÇA PULMONAR OBSTRUTIVA CRÓNICA (DPOC)

DPOC é um termo coletivo para doenças pulmonares que incluem bronquite crónica, enfisema e doenças obstrutivas crónicas das vias respiratórias. Os doentes com DPOC têm problemas respiratórios principalmente devido à constrição das vias respiratórias. A DPOC descreve um espetro de processos patológicos caracterizados por uma redução crónica e progressiva do fluxo de ar. A DPOC engloba a bronquite crónica e o enfisema, que muitas vezes se apresentam em conjunto, mas reflectem processos subjacentes diferentes. No consultório dentário, um doente pode ter uma exacerbação da DPOC que provoca uma falta de ar aguda.

Incidência Mais de 600.000 pessoas no Reino Unido foram diagnosticadas com DPOC (uma prevalência de 1%). Os factores socioeconómicos desempenham um papel importante na DPOC: os homens com idades compreendidas entre os 20 e os 64 anos que trabalham em empregos manuais não qualificados têm 14 vezes mais probabilidades de morrer de DPOC do que os que têm empregos profissionais (British Thoracic Society, 2006).

Causas: O consumo de cigarros é o fator de risco mais importante para a DPOC.

Caraterísticas clínicas Existe uma grande variabilidade nos sintomas sentidos pelos doentes com diferentes graus de obstrução ao fluxo de ar e na taxa de progressão da doença. No entanto, as principais caraterísticas clínicas são a tosse, a pieira e a falta de ar. A tosse produtiva é comum.

Tratamento Se um doente com DPOC se apresentar com falta de ar aguda no consultório dentário:

- Avaliar o doente seguindo a abordagem ABCDE

. - Assegurar que o doente tem as vias respiratórias desobstruídas.

- Sentar o doente numa posição vertical e administrar oxigénio. Todos os doentes em estado crítico devem receber oxigénio, mesmo os doentes com DPOC, nos quais concentrações elevadas de oxigénio podem deprimir a função respiratória; estes doentes podem sofrer lesões orgânicas ou paragem cardíaca se as suas tensões de oxigénio no sangue baixarem; o objetivo neste grupo de doentes é atingir uma PaO2 inferior à normal (por exemplo, 8 kPa) ou uma concentração de oxigénio (por exemplo, 90-92%)

. - Se disponível, iniciar a oximetria de pulso

. - Se indicado, encorajar o doente a tomar duas inalações de um inalador estimulante do adrenoceptor beta-2 de curta ação, por exemplo, salbutamol (100 µg/puff)

- Monitorizar o nível de consciência do doente utilizando a escala AVPU (Capítulo 3); se o nível de consciência do doente começar a deteriorar-se, por exemplo, se ficar sonolento, trata-se de um sinal adverso porque pode indicar que está a ficar hipóxico e/ou hipercápnico (aumento dos níveis de dióxido de carbono).

- Considerar a necessidade de chamar uma ambulância.

C) TUBERCULOSE.

Os doentes com antecedentes de tuberculose (TB) devem ser identificados e devem ser procuradas informações sobre o tratamento recebido. Um resultado positivo na prova cutânea significa especificamente que a pessoa esteve infetada com TB em algum momento, não necessariamente que esteja presente doença ativa. A maioria dos doentes que apresentam resultados positivos na prova cutânea não desenvolvem doença ativa. O diagnóstico de tuberculose ativa é feito através de radiografia do tórax, cultura de expetoração e exame clínico. Algumas pessoas com testes cutâneos positivos, que têm um risco acrescido de desenvolver doença ativa, podem ser colocadas em quimiofilaxia (por exemplo, isoniazida) como medida preventiva. O tratamento médico da doença ativa inclui a utilização de vários medicamentos durante vários meses. Um historial de avaliação médica de acompanhamento é importante para detetar a reativação da doença ou um tratamento inadequado. Os doentes com síndrome de imunodeficiência adquirida (SIDA) têm uma elevada incidência de tuberculose, pelo que a potencial coexistência destas duas doenças deve ser explorada.

D) APNEIA DO SONO/RONCO.

Os doentes com apneia obstrutiva do sono (AOS) correm um risco acrescido de hipertensão, enfarte do miocárdio, acidente vascular cerebral, diabetes e acidentes de viação e devem receber tratamento para esta doença. Os sintomas e sinais incluem ressonar alto, sonolência diurna excessiva e cessação da respiração durante o sono. Os pacientes que apresentam esses sintomas devem ser encaminhados a um médico especialista em sono para avaliação. A obesidade e o grande perímetro do pescoço são factores de risco comuns para a doença. A pressão positiva nas vias aéreas é o padrão de excelência dos cuidados, mas muitos doentes são-lhe intolerantes. A utilização de aparelhos orais e vários tipos de cirurgia das vias aéreas superiores

E) HIPERVENTILAÇÃO

- É definida como uma ventilação superior à necessária para manter os níveis normais de oxigénio e dióxido de carbono no sangue arterial.

Causa: - A causa habitual é a ansiedade, o medo, o nervosismo e o stress emocional numa forma histérica ao nível consciente.

SINAIS E SINTOMAS

- Tonturas
- Difícil de respirar
- Tremores e abalos
- Sensação de aperto no peito, dor no peito e palpitações

• Tonturas, vertigens, perturbações da consciência

• Respiração excessiva e descontrolada. Aumento da frequência respiratória para 25-30/ minuto.

• Globus hystericus: Sensação de nó na garganta e sufocação

• Formigueiro nas mãos, pés e zonas periorais

• Aumento da tensão arterial e do ritmo cardíaco

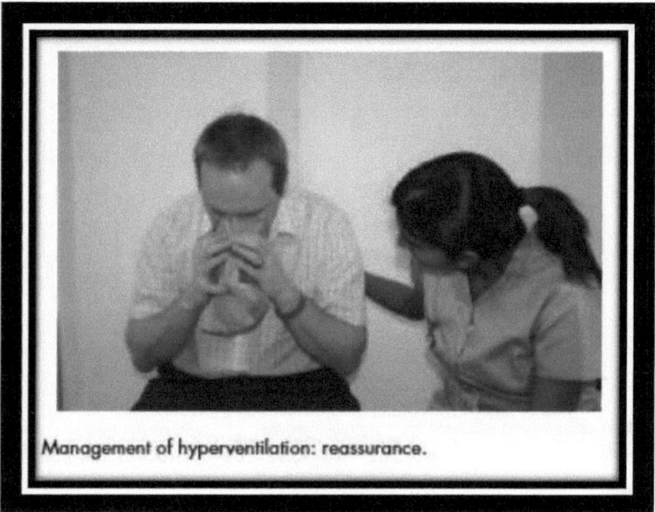
Management of hyperventilation: reassurance.

FIG 39

GESTÃO

- Procedimentos dentários/endodônticos - terminados.

• Colocar o doente na posição vertical, desapertar as roupas.

• Tranquilizar o doente.

• O doente deve ser aconselhado a abrandar voluntariamente o ritmo respiratório, retendo a respiração durante alguns segundos após cada expiração.

• Instruir o doente para colocar as mãos à frente da boca e do nariz e inspirar e expirar do reservatório de ar expirado enriquecido com CO_2.

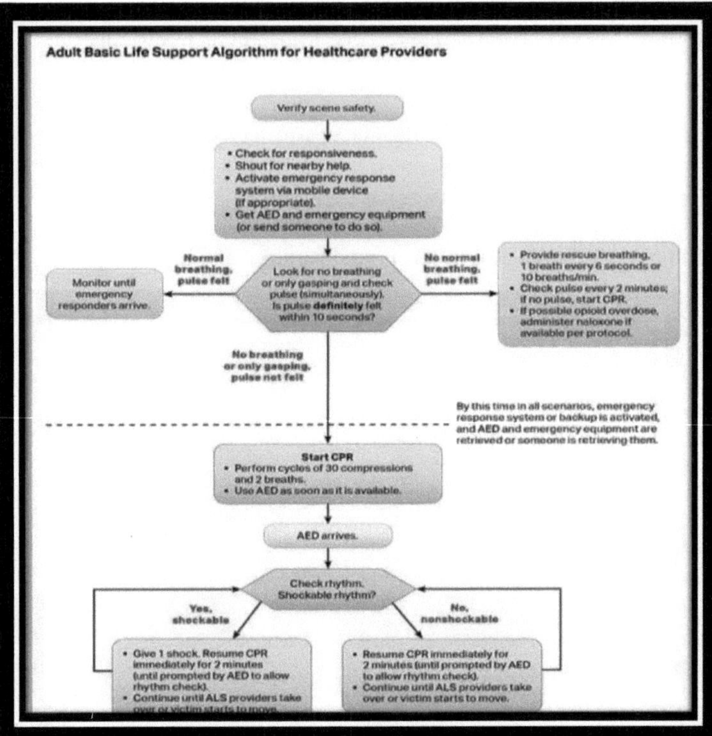

QUADRO 19

9) EPILEPSIA

O ambiente dentário pode provocar convulsões mesmo em epilépticos bem controlados. Anticonvulsivantes profilácticos: Carbamazepina, Fenobarbitona, Valproato de sódio, Fenitoína, Lamotrigina, Vigabatrina e Gabapentina. O tratamento do doente epilético no consultório dentário inclui - Terminar o procedimento dentário e colocar o doente em posição supina, Proteger o doente durante o ataque, Convulsões secundárias a sobredosagem de AL - até o nível cerebral de AL descer abaixo do limiar de convulsão, manter vias respiratórias e oxigénio adequados, Administração de anticonvulsivos IV de diazepam 0,2 - 0,5 mg / kg por dose IV, repetida a 3 - 5 min.

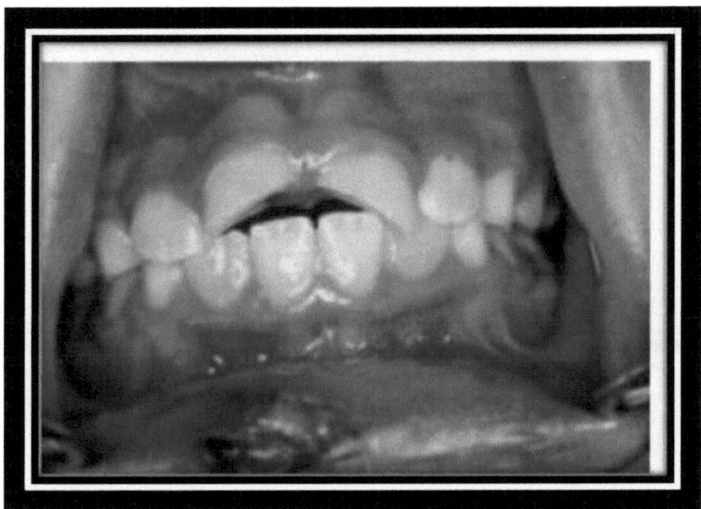

FRACTURA DE DENTES E LACERAÇÃO DO LÁBIO INFERIOR SOFRIDAS DURANTE UMA CONVULSÃO DE GRANDE MAL. (CORTESIA GERALD A. FERRETTI, DDS, LEXINGTON, KENTUCKY).

FIG 40

Patient Evaluation/Risk Assessment (see Box 1-1)

- Evaluate to determine the nature, severity, control, and stability of disease.

Potential Issues/Factors of Concern

- Well-controlled seizure disorders pose no specific management problems.

A	
Analgesics	Clinicians should provide good pain control to avoid stress, which may precipitate a seizure.
Antibiotics	There is no need for antibiotic prophylaxis.
Anesthesia	It is very important to obtain adequate anesthesia to reduce stress as possible precipitant for a seizure. Epinephrine (1:100,000 and no more than two carpules) in local anesthetics generally is well tolerated.
Anxiety	Paatients with untreated or poorly controlled seizure-associated disorders may appear very anxious and stressed, increasing the risk for a seizure. Use of special anxiety and stress reduction techniques may be indicated.
Allergy	Allergic skin changes (rash, erythema multiforme) may signify a reaction to antiepileptic medications.
B	
Bleeding	The possibility of a bleeding tendency has been noted in patients taking valproic acid (Depakene) or carbamazepine (Tegretol) as the result of platelet interference.
Blood pressure	Monitor blood pressure, because it may significantly increase or decrease with onset of a seizure.
C	
Chair position	This usually is not a problem if the patient is under good medical management; with symptoms of impending syncope associated with cardiac stress or pulmonary congestion, however, a supine position may not be tolerated. In patients at risk for seizure, the chair back should be in supported supine position.
Consultation	Once the patient is under good medical management, the dental treatment plan is unaffected. However, consultation with the patient's physician to establish the level of control is recommended as part of the management program.
Devices	No issues.
Drugs	These patients typically are on anticonvulsant drugs, which may have adverse effects including drowsiness, slow mentation, dizziness, others.
E	
Equipment	No issues.
Emergencies	Be prepared for occurrence of a grand mal seizure: • Placement of a ligated mouth prop at the beginning of the procedure may be considered. • The dental chair should be in supported supine position. *During a seizure:* • Clear the area. • Turn the patient to the side (to avoid aspiration). • Do not attempt to use a padded tongue blade. • Passively restrain. *After a seizure:* • Examine for traumatic injuries. • Discontinue treatment; arrange for patient transport. Most commonly seizures are self-limited, but rarely a seizure may progress to cardiac arrest, necessitating emergency medical treatment; call 911. A patient who is ambulatory and stable should seek urgent medical care. Ongoing vital signs must be monitored and cardiopulmonary resuscitation initiated if necessary; transport patient to emergency medical facilities.
F	
Follow-up	Follow-up with the patient (and physician) is indicated. after any seizure event in the dental office. In patients who have undergone surgery, a follow-up phone call within the next day or two is advised.

CONSIDERAÇÕES NUM DOENTE COM PERTURBAÇÕES CONVULSIVAS

QUADRO 20

10) SÍNCOPE VASOVAGAL

Definida como uma perda breve da consciência e da força muscular, caracterizada por um início rápido, curta duração e recuperação espontânea.

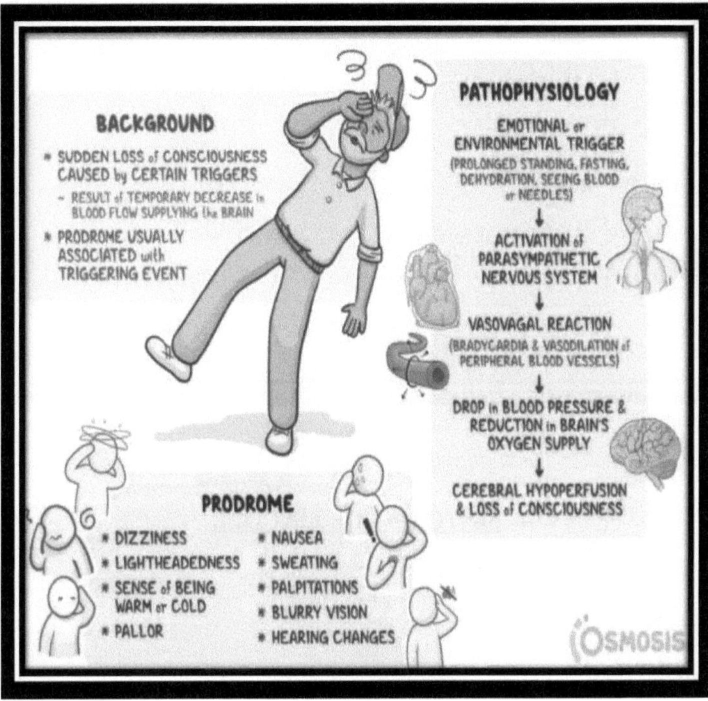

QUADRO 21

CNS causes	CVS causes
• H- Hypoxia • E-Epilepsy • A-Anxiety • D-Disorders of brain stem	• H-Heart attack • E-Embolism • A-Aortic stenosis • R-Arrhythmias • T-Tachycardia

QUADRO 23

SINTOMAS DE SÍNCOPE

- Respiração -Irregular, irregular e ofegante
- Pupilas dilatadas
- Bradicardia < 50 batimentos/minuto
- Pulso fraco e fraco
- Perda de consciência
- Obstrução parcial ou total das vias respiratórias

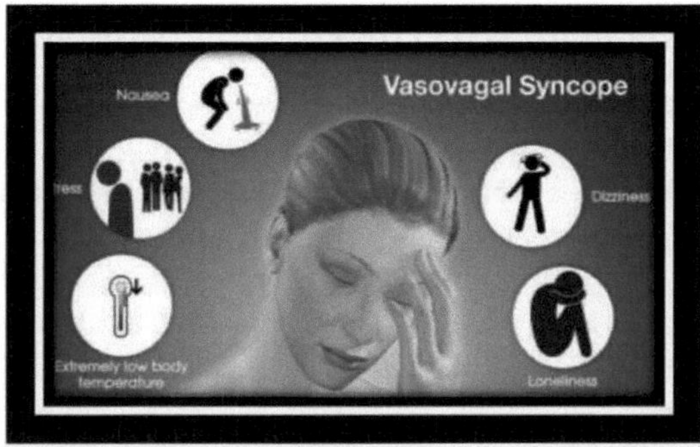

FIG 41

GESTÃO

- Posição: posição supina com o cérebro e o coração ao mesmo nível e os pés ligeiramente elevados (10 a 15 graus)
- ABC - Suporte básico de vida, se necessário
- Tratamento definitivo : Monitorizar os sinais vitais
- Administrar amoníaco aromático Administração de atropina (0,1mg/ml) Em caso de recuperação tardia, procurar assistência médica.

11) FERIMENTOS POR PICADA DE AGULHA

Para a pele - Se a pele estiver ferida na sequência de uma picada de agulha ou de um instrumento afiado: Lavar imediatamente a ferida e a pele circundante com água e sabão, e enxaguar. Não esfregar. Não utilizar anti-sépticos ou lavagens da pele (lixívia, cloro, álcool, betadine).

Após um salpico de sangue ou de fluidos corporais: Na pele intacta: Lavar a zona imediatamente Não utilizar anti-sépticos

Para os olhos: Irrigar imediatamente o olho exposto com água ou soro fisiológico. Sentar-se numa cadeira, inclinar a cabeça para trás e pedir a um colega que deite suavemente água ou soro fisiológico sobre o olho.

- Se usar lentes de contacto, deixe-as no lugar durante a irrigação, uma vez que formam uma barreira sobre o olho e ajudam a protegê-lo. Quando o olho estiver limpo, retire as lentes de contacto e limpe-as da forma habitual. Desta forma, é seguro voltar a usá-las. Não utilize sabão ou desinfectante_no olho.

Para a boca:

• Cuspir imediatamente o líquido.

• Enxaguar bem a boca com água ou soro fisiológico e cuspir novamente. Repetir este processo várias vezes.

- Não utilizar sabão ou desinfetante na boca.

• Consultar imediatamente o médico designado pela instituição para o controlo da exposição.

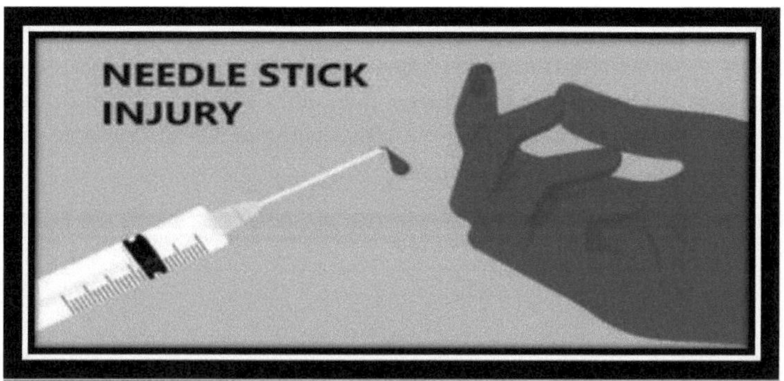

FIG 42

12. Bandeira vermelha da sépsis

Trata-se de uma definição do UK Sepsis Trust que enumera um conjunto de parâmetros clínicos fáceis de avaliar, sendo que a presença de um deles, no contexto de uma infeção, identifica a sépsis com um elevado risco de morte e a necessidade de tratamento urgente.

Letter	Sign/symptom	Findings	Think
F	Failed treatment(s)	Recent treatment (eg local measures +/- antibiotics) Concerning rapid progression and short duration of symptoms	May not respond to further antibiotics Virulent organism
A	Airway	Shortness of breath (ie struggling to complete sentences and noises) Choking feeling	Suggests airway compromise
T	Trismus	Mouth opening (assessment in centimetres) Mild = <3 cm, moderate = <2 cm or severe = <1 cm[8,9]	Submasseteric +/- pterygomandibular space infection Note that pain may cause limitation – not due to a true collection or abscess
L	LOOK at skin colour and feel for swelling of:	L: Lower border of mandible not palpable	Submandibular space infection
		O: Orbit	Periorbital swelling and discomfort May suggest orbital cellulitis or abscess
		O: Oral cavity	Raised floor or mouth/limited tongue protrusion Sublingual abscess Deviated uvula Peritonsillar +/- medial pterygoid +/- parapharyngeal space infection
		K: neck	Painful neck movements Neck swellings Both suggest deep neck space infection
I	Immunocompromised status and other co-morbidities	Chemotherapy/steroids Medical history (eg poorly controlled diabetic) Alcoholic, smoker Current pregnancy	Reduced ability to fight infection
P	Pyrexia/sepsis and other parameters	Temperature >38 °C/<36 °C Heart rate >90 bpm Respiratory rate >20 bpm Blood pressure <90 mmHg systolic	Signs of sepsis[9,10] Suggests significant systemic response
S	Swallowing difficulties	True swallowing difficulty Drooling	Swelling/infection adjacent to oropharynx

QUADRO 24

No contexto de uma infeção presumida, se o doente parecer doente, se houver uma deterioração contínua ou se a fisiologia for anormal para este doente, verificar a frequência cardíaca, a pO2 e a pressão arterial

Existe UMA bandeira vermelha presente:

P.B.S. sistólica <90mmHg (ou >40mmHg <normal)

Ritmo cardíaco >130 por minuto

Frequência respiratória >25 por minuto

Necessita de oxigénio para manter a SpO2 a 92%

Erupção cutânea sem branqueamento ou pálida/cianótica

Não urinou nas últimas 18 horas

Quimioterapia recente (nas últimas 6 semanas)

GESTÃO

- Ativar o INEM e declarar a bandeira vermelha da sépsis
- Seguir a abordagem ABCD para avaliar e tratar o doente com doença aguda
- Administrar oxigénio 15 litros/minuto utilizando uma máscara de oxigénio
- Imprimir o historial médico do doente e assegurar uma comunicação eficaz com o serviço de ambulância (situação, antecedentes, avaliação, recomendação [SBAR])
- Os abcessos dentários são normalmente tratados por um dentista. O dentista drena o pus.
- Se um problema com o dente tiver causado o abcesso, é necessário um tratamento de canal ou o dente pode ser removido.

- É dada cobertura antibiótica.

13) CHOQUE

O choque é definido como um estado de hipóxia celular e tecidular devido à redução do fornecimento de oxigénio, ao aumento do consumo de oxigénio, à utilização inadequada de oxigénio ou a uma combinação destes processos.

- Inconsciência
- A membrana mucosa está pálida
- Os lábios, as unhas e as pontas dos dedos e os lóbulos das orelhas são azul-acinzentados
- O rosto é menos expressivo, com olhos encovados
- As pupilas estão dilatadas mas reagem fracamente à luz
- O pulso é fraco e instável
- Respiração superficial e irregular
- A temperatura está abaixo do normal

TRATAMENTO

- Posicionamento do doente
- Manter o calor do corpo - Manutenção das vias respiratórias
- Controlar a perda de sangue
- Repor os fluidos corporais
- Administrar oxigénio a 100%
- Avaliar os sinais vitais
- Inj. Hemisuccinato sódico de hidrocortisona 100mg em 5 ml de água IV
- Inj. Mefentermina
- Inj. Atropina
- Analgésico narcótico

14) FEBRE REUMÁTICA

Qualquer doente com antecedentes de febre reumática tem a possibilidade de sofrer um ataque de endocardite bacteriana subaguda (EBS) após qualquer bacteriémia. Dado que quase todos os procedimentos dentários, quer se trate de uma simples profilaxia, da extração de um dente ou de certas fases do tratamento endodôntico, provocam um certo grau de bacteriemia, devem ser tomadas medidas concretas para evitar a possibilidade de EBS.

O artigo clássico de Bender et al, em 1963, sobre o grau de bacteriemia após vários procedimentos dentários, estabeleceu firmemente que muitas partes do tratamento endodôntico não induzem bacteriemia. Os autores relataram que a extirpação da polpa e a limagem para além do ápice produziram uma bacteriemia, que se dissipou após 10 minutos. No entanto, quando os procedimentos de alargamento foram realizados dentro dos limites do canal, não foi produzida bacteriémia na maioria dos casos. Mesmo a colocação de um dique de borracha provoca um impacto gengival, podendo ocorrer uma bacteriémia. Por conseguinte, é melhor utilizar os procedimentos profilácticos padrão antes de qualquer consulta de endodontia.

Com base neste relatório, sugere-se vivamente que seja administrada pré-medicação antibiótica a qualquer doente com história de doença cardíaca reumática - na consulta inicial para tratamento endodôntico, em qualquer consulta subsequente se existir a possibilidade de ultrapassar o ápice, sempre que estiver presente uma lesão periapical e em qualquer consulta cirúrgica.

O tratamento antibiótico preferencial deste tipo de doentes foi alterado em 1990 pelo Comité de Febre Reumática e Endocardite Infecciosa da Associação Americana do Coração (AHA). O Council on Dental Therapeutics (Conselho de Terapêutica Dentária) da American Dental Association (ADA) estava representado nesse comité; assim, estas diretrizes actuais consideraram cuidadosamente os procedimentos dentários a serem abrangidos e as medidas adequadas a serem tomadas como parte do relatório. Segue-se uma atualização desse relatório pela AHA em 2002.

As condições que exigem a utilização de cobertura antibiótica são as seguintes válvulas cardíacas protésicas, incluindo válvulas bioprotésicas e de homoenxerto; antecedentes de endocardite bacteriana, mesmo sem antecedentes de doença cardíaca; a maioria das malformações cardíacas congénitas; válvulas cardíacas danificadas ou com cicatrizes devido a antecedentes de doença cardíaca reumática; defeitos congénitos do coração ou das válvulas cardíacas e qualquer outra disfunção valvular, mesmo após cirurgia cardíaca; cardiomiopatia hipertrófica; e prolapso da válvula mitral com regurgitação valvular e prolapso da válvula mitral sem regurgitação valvular mas com espessamento e/ou redundância dos folhetos da válvula em homens com 45 anos ou mais.

A cobertura antibiótica não é necessária nos seguintes casos: defeitos auriculares secundum isolados; reparação cirúrgica sem resíduos 6

meses após a reparação de defeito do septo atrial, defeito do septo ventricular ou persistência do canal arterial; cirurgia prévia de revascularização do miocárdio; prolapso mitral sem regurgitação; sopros cardíacos fisiológicos, funcionais ou inocentes; doença de Kawasaki prévia ou febre reumática prévia sem disfunção valvular; e pacemakers cardíacos e desfibrilhadores implantados.

GESTÃO ENDODÔNTICA

Os procedimentos dentários que requerem profilaxia antibiótica incluem qualquer tratamento conhecido por induzir hemorragia gengival ou da mucosa, particularmente a limpeza profissional em que esteja envolvida qualquer manipulação subgengival. Os procedimentos para os quais a cobertura antibiótica não é recomendada incluem tratamentos que não são susceptíveis de induzir hemorragia gengival, tais como o ajuste de aparelhos ortodônticos ou restaurações completamente supragengivais, que não requerem a utilização de um retentor de matriz.

Durante muitos anos, o regime padrão para os doentes em risco era a utilização de injecções intramusculares (IM) e, ocasionalmente, intravenosas (IV) dos antibióticos. Gradualmente, este regime foi alterado para tornar a utilização oral aceitável para os doentes cumpridores. Atualmente, a via oral tornou-se o método preferido, exceto para os poucos doentes que não são fiáveis ou que não podem tomar antibióticos por via oral. Uma grande percentagem de doentes prefere tomar comprimidos a utilizar a cobertura IM ou IV.

O regime padrão para doentes com 27 kg ou mais é de 2,0 g de amoxicilina (quatro comprimidos ou cápsulas de 500 mg cada) por via oral 1 hora antes do procedimento dentário. Isto é menos do que os 3,0 g utilizados anteriormente e não requer a utilização de 1,5 g 6 horas após o procedimento. Para os doentes com alergia à amoxicilina, ampicilina ou penicilina, 600 mg de clindamicina ou 2,0 g de cefalexina ou cefadroxil são tomados por via oral 1 hora antes do procedimento. A clindamicina é um antibiótico potente que pode causar colite grave, ou mesmo fatal, se for tomada durante uma semana ou mais, o que é muito improvável quando é utilizada na profilaxia da endocardite. A azitromicina ou a claritromicina podem ser substituídas por cefalosporinas em doentes com hipersensibilidade intermédia às penicilinas, 500 mg por via oral 1 hora antes do procedimento.

Para as crianças, a amoxicilina pode ser administrada sob a forma de xarope, utilizando 50 mg/kg de peso ou, para as sensíveis à amoxicilina, clindamicina a 20 mg/kg; ou para as que utilizam azitromicina ou claritromicina a 15 mg/kg. A dose total para crianças não deve exceder a dose para adultos.

Para os doentes que não podem tomar profilaxia oral ou que não podem seguir o regime de dosagem oral e que são alérgicos à amoxicilina, ampicilina ou penicilina, são administrados aos adultos 600 mg de clindamicina IV nos 30 minutos anteriores ao procedimento ou 1,0 g de cefazolina IM ou IV nos 30 minutos anteriores ao procedimento. Nas crianças, a clindamicina é administrada a 20 mg/kg ou a cefazolina a 25 mg/kg, sendo que a dose total não deve exceder a dose para adultos.

Há algum tempo atrás, o método sugerido era iniciar a terapia antibiótica 1 dia antes do procedimento. Este calendário foi abandonado porque se verificou que dava mais tempo para a produção de organismos resistentes ao antibiótico.

Uma vez que a produção de SBE é uma das possibilidades mais perigosas que podem ocorrer em qualquer tratamento dentário, o regime descrito deve ser seguido sempre que um episódio prévio de febre reumática for estabelecido na anamnese. Para além de se limitar a perguntar a um doente sobre a história de febre reumática, deve continuar a questionar-se um doente que mencione ter tido algum dos sintomas. Estes sintomas, que normalmente aparecem na infância ou no início da adolescência, incluem articulações vermelhas, sensíveis e dolorosas; pequenos nódulos fibrosos nas superfícies extensoras dos pulsos ou dos tornozelos; amigdalite recorrente ou outras doenças estreptocócicas; e coreia, cardite aguda ou artrite reumática. Se houver dúvidas quanto à possibilidade desta doença, é muito mais seguro prescrever a medicação antibiótica sugerida do que arriscar a SBE. Em caso de dúvida, recomenda-se a consulta do médico do doente.

Wahl publicou um excelente artigo sobre os prós, os contras e os "intermediários" da utilização de dissuasores para o SBE, descrevendo alguns dos mitos e verdades que existem em relação a estes procedimentos. Entre os problemas que ele discutiu estão o facto de os dentistas e médicos dos EUA terem cumprido muito mal as diretrizes da AHA

e que a tentativa de errar no lado positivo da utilização de antibióticos pode causar problemas graves, incluindo anafilaxia (rara), alergia, acumulação de estirpes resistentes, crescimento excessivo de fungos, perturbações do trato gastrointestinal e interferência com os contraceptivos orais.

Wahl também discutiu o facto de a Sociedade Britânica de Quimioterapia Antimicrobiana, um organismo semelhante à AHA na promoção de diretrizes para a profilaxia da endocardite, apenas recomendar a cobertura antibiótica para os procedimentos dentários de extracções, destartarizações ou cirurgia que envolva tecidos gengivais. O tratamento endodôntico, a maioria dos procedimentos de coroas e pontes e os exames periodontais estão excluídos das coberturas.

O conjunto de recomendações mais simples e razoáveis da American Heart Association, as mais recentes, deverá ter maior adesão do que as de publicações anteriores. No entanto, poderão surgir alterações adicionais se a investigação em curso e as experiências dos profissionais médicos britânicos sugerirem que alguns aspectos da profilaxia não são necessários.[102]

15) Próteses para substituição total das articulações

De acordo com Mulligan, os doentes que foram submetidos a uma substituição total das articulações com próteses são também muito susceptíveis a infecções. A articulação mais comum a ser substituída é a anca, mas os joelhos, os cotovelos e os ombros também podem ser afectados. Se ocorrer uma bacteriemia, que pode ser iniciada por um tratamento dentário, a infeção pode levar à falência da prótese.

Por conseguinte, Mulligan sugere que, quando estes doentes estão a ser tratados, está indicada a cobertura antibiótica em qualquer procedimento dentário que possa causar hemorragia (por exemplo, extirpação vital ou cirurgia). Antes da consulta, o cirurgião ortopédico do doente deve ser contactado para discutir a cobertura antibiótica pretendida, que pode ou não corresponder à recomendação para indivíduos com história de febre reumática. A melhor forma de tratar uma infeção dentária num doente que tenha sido submetido a uma substituição da articulação é iniciar de imediato uma cultura e um teste de sensibilidade para identificar a melhor medicação antimicrobiana. Após o tratamento dentário, o doente deve consultar um cirurgião ortopédico imediatamente se uma articulação começar a doer.[102]

16) OUTRAS DOENÇAS GRAVES

As doenças acima referidas são as que têm maior implicação na endodontia e, quando se faz a anamnese, os doentes devem ser questionados especificamente sobre elas. Além disso, deve ser-lhes perguntado se já tiveram outras doenças graves, e todas as doenças mencionadas devem ser registadas.

Algumas doenças pouco frequentes mas frequentemente debilitantes (por exemplo, malignidade, nefrite, pênfigo) indicam que o tratamento pode demorar mais tempo do que o habitual para obter um resultado desejável; o atraso deve-se à alteração das respostas locais pela doença sistémica.

Os estados de hipersensibilidade são indicados por erupções cutâneas, urticária, asma ou febre dos fenos. Para um doente com este tipo de problema, os produtos farmacêuticos e os tratamentos só devem ser utilizados quando absolutamente essenciais. Não devem ser administrados medicamentos novos ou invulgares até que seja estabelecida uma história de não sensibilidade..[102]

17) ALTERAÇÃO RECENTE DE PESO

Embora não seja uma doença em si, um ganho ou perda de peso significativo recente pode indicar factores a ter em conta durante a terapia endodôntica. Se este sintoma ou qualquer outro sintoma descoberto no

se a história clínica for sugestiva de doença sistémica, o dentista deve contactar imediatamente o médico do doente, que realizará mais exames de diagnóstico.

Uma causa comum de perda de peso significativa é a dieta intencional. Muitos fármacos - hipnóticos, antibióticos, analgésicos e, ocasionalmente, anestésicos locais - podem ter a sua ação aumentada ou causar efeitos secundários raramente observados, particularmente no sistema gastrointestinal, quando administrados a um doente que esteja a fazer dieta. Além disso, se um procedimento cirúrgico for realizado, a cicatrização ideal exige que as quantidades corretas de vitaminas, minerais e proteínas estejam presentes na dieta. Se uma dieta estiver a ser seguida sob o conselho e orientação de um médico, normalmente não surgem problemas. No entanto, se a dieta for auto-imposta, uma análise dos alimentos ingeridos revela frequentemente uma falta de equilíbrio considerável e é necessário tomar suplementos.

A perda de peso pode dever-se à diminuição do apetite devido à ingestão de medicamentos, ansiedade, dor, tabagismo excessivo ou alcoolismo. As neoplasias, a diabetes e a doença de Addison também são acompanhadas de perda de peso.

O aumento de peso deve-se geralmente a uma alimentação excessiva, que pode ser estimulada por razões psicogénicas, perturbações hormonais ou gravidez. Este aumento da ingestão de alimentos é geralmente mais pesado em hidratos de carbono e pode ser acompanhado por um aumento da incidência de cáries. Se for este o caso, as restaurações, nomeadamente após

A terapia endodôntica, deve ser fabricada para dar a maior proteção possível às superfícies dentárias expostas. As coroas temporárias, talas, bandas ortodônticas ou outras próteses e aparelhos devem ser removidos frequentemente e os dentes examinados para detetar cáries recorrentes.

O aumento de peso também pode resultar da retenção de água e sal devido a distúrbios renais ou cardíacos, que já foram discutidos. O doente endodôntico com problemas de retenção de água sofre frequentemente de exacerbações durante o tratamento quando não está a receber medicamentos. Normalmente, este doente apresenta tornozelos ou pulsos inchados e edematosos. Durante a recolha da história clínica, o questionamento direto sobre a condição irá confirmar a sua presença ou excluí-la. Muitos doentes com problemas de retenção de líquidos tomam os seus medicamentos apenas em determinadas alturas (por exemplo, mulheres que tomam diuréticos pouco antes do período menstrual). Se se verificar que um doente se enquadra nesta categoria, é indicada uma consulta com o médico do doente para prescrever a medicação necessária para evitar a possibilidade de exacerbações.

Os doentes que apresentem um historial de exacerbações agudas recorrentes em relação a uma terapêutica endodôntica anterior e que aparentem ter o problema típico de retenção de água devem ser encaminhados para o seu médico para consulta antes de um novo dente ser tratado. O tratamento de emergência deve ser efectuado, evidentemente, mas o doente deve ser avaliado antes de se proceder ao tratamento de rotina.

18) PROBLEMAS PSICOLÓGICOS

Não há espaço suficiente para enumerar aqui todos os problemas psicológicos que podem entrar no tratamento de um paciente em endodontia. O facto de um doente estar a ser tratado por um psiquiatra por causa de uma dificuldade emocional não indica que vá surgir um problema grave de gestão durante o tratamento dentário. Na verdade, um paciente que esteja a receber tratamento para uma condição emocional pode ter conseguido lidar com as perturbações e ser capaz de reagir normalmente às fases da terapia endodôntica. Por outro lado, um paciente com distúrbios psicológicos não resolvidos que não esteja a receber ajuda profissional pode revelar-se difícil de gerir.

Embora seja útil saber, é difícil perguntar diretamente ao doente sobre os seus problemas emocionais. Durante a recolha da história clínica, podem ser reveladas algumas pistas sobre o estado emocional do doente. Alguns problemas físicos indicam uma tendência para a ansiedade, medos e outras perturbações emocionais. Estes incluem colite, úlceras gástricas e duodenais, asma, hipertensão, dores de cabeça fortes e frequentes e síndrome de disfunção da articulação temporomandibular (ATM). As pessoas que tomam tranquilizantes ou antidepressivos têm provavelmente algum tipo de problema emocional.

Se o paciente for encaminhado por outro dentista, o indivíduo que o encaminhou está normalmente ciente dos problemas e alerta um

Os familiares podem ser uma fonte de informação, aconselhando de igual modo o dentista sobre a situação prevalecente, através de uma chamada telefónica ou de uma nota antes de o doente ser visto, para facilitar o tratamento adequado e evitar um conflito inicial perturbador. Os familiares podem ser uma fonte de informação, aconselhando de igual modo o dentista sobre a situação existente. Alguns doentes fornecem livremente essas informações, incluindo o seu psiquiatra, quando lhes é pedido o nome dos seus médicos ou quando declaram que estão a receber psicoterapia ao revelarem as doenças que tiveram.

GESTÃO ENDODÔNTICA

Em geral, dois tipos de pacientes com condições emocionais devem ser considerados em relação à terapia endodôntica. Um tipo é o paciente que converteu uma condição psicológica num problema físico na cavidade oral ou em torno dela. O outro é o paciente com medos e ansiedades tão graves que o tratamento se torna extremamente difícil.

As reacções de conversão são aquelas em que uma disfunção física se manifesta a partir de um conflito emocional sem qualquer pathosis orgânica. O sintoma físico reduz a dor emocional e a ansiedade, atrai a atenção e a preocupação dos outros (por exemplo, da família e dos profissionais de saúde) e proporciona uma condição concreta para evitar o tratamento do verdadeiro problema.

Uma vez que a cavidade oral é o primeiro local de prazer para o bebé e continua a ser uma área de respostas agradáveis ao longo da vida, é natural que se encontrem doenças de origem emocional nas proximidades.

Felizmente para aqueles envolvidos na endodontia, poucos distúrbios deste tipo estimulam uma condição pulpar ou periapical típica. No entanto, problemas oclusais, particularmente o bruxismo, e condições periodontais como gengivite necrosante aguda, gengivite descamativa, líquen plano, glossodinia e cárie dentária podem ter origens psicossomáticas. Destes, apenas a cárie dentária avançada que causa envolvimento pulpar é suscetível de colocar este tipo de doente emocionalmente perturbado diretamente em contacto com um problema endodôntico. No entanto, aqui os sintomas de exposição pulpar são bastante reais e responderão favoravelmente.

Surgem problemas para o endodontista quando um paciente é tratado para uma condição dentária com uma etiologia psicossomática. Como não há alívio, suspeita-se de um problema pulpar. O paciente pode ter várias restaurações profundas ou outros elementos suspeitos, e o tratamento endodôntico pode ser iniciado. Quando não se verificam alterações nos sintomas após um tratamento aparentemente correto num paciente que se suspeita ter problemas emocionais, a existência de uma reação de conversão deve ser fortemente considerada.

Certos pacientes ficam extremamente perturbados antes e durante o tratamento dentário e ficam tão física e emocionalmente esgotados

Durante a consulta, mesmo que seja a mais breve, são incapazes de funcionar corretamente pelo menos durante o resto do dia. Estes pacientes têm um medo profundo da dor, da manipulação ou do tratamento dentário, ao ponto de ficarem completamente perturbados antes mesmo de entrarem no consultório.

Muitos afirmam que tiveram experiências dentárias infelizes, como injecções extremamente dolorosas; síncope após injecções; má reação a um anestésico ou incapacidade de ser anestesiado; tratamento rude, desumano ou sádico; alvéolos secos; ou outras dores pós-operatórias graves. Qualquer um destes sintomas pode ocorrer a qualquer paciente que tenha tido um tratamento dentário considerável, mas o paciente com ansiedade profunda conta as recorrências destes problemas e dramatiza muito os acontecimentos. É óbvio que ele ou ela teme que a consulta que se aproxima conduza a outra experiência traumática. Devido a este medo profundo, as visitas regulares ao dentista são negligenciadas; quando finalmente é forçado a procurar tratamento para alívio da dor ou devido a pressões familiares, a pessoa pode ter uma condição periodontal ou cariosa extremamente avançada que requer procedimentos endodônticos, periodontais e restauradores complexos.

No tratamento de doentes deste tipo, o médico deve manter uma atitude amigável mas firme. A apresentação do caso deve ser breve mas confiante. Os instrumentos devem ser mantidos fora da vista do doente durante o período de explicação. Folhetos preparados pelo

Os folhetos da ADA e da Associação Americana de Endodontistas (AAE) para fornecer aos doentes informações relativas à endodontia são excelentes e dão-lhes apoio. Podem ser dados ao paciente ansioso no final da consulta, para serem lidos em casa. Muitas vezes, um doente receoso está tão tenso que a apresentação do caso não é ouvida nem compreendida e, depois de terminada a consulta, pode invocar suposições incorrectas. Estas seriam dissipadas por estas brochuras.

Muitos investigadores documentaram que, à medida que o grau de ansiedade aumenta, a tolerância à dor diminui e a resposta à dor aumenta. A ansiedade, que se reflecte como um stress psicológico em certos indivíduos, provoca o mesmo tipo de alterações fisiológicas que ocorrem quando há uma agressão física direta aos tecidos. Beacher e Sweet relataram os efeitos da ansiedade em dois grupos de 150 homens jovens. Um grupo necessitava de cirurgia após ferimentos na cabeça de praia de Anzio durante a Segunda Guerra Mundial. O outro grupo era composto por doentes operados num hospital civil. Dos soldados, apenas 32% precisaram de um narcótico para aliviar a dor, enquanto 83% dos civis precisaram de um narcótico. Para os soldados, o facto de deixarem o campo de batalha reduziu as suas ansiedades porque a guerra era uma ameaça maior do que a cirurgia. Os civis foram retirados do seu ambiente normal de conforto e submetidos a uma cirurgia. As suas ansiedades aumentaram, assim como as suas dores.

As aplicações dessas informações no tratamento do paciente com ansiedade em relação à abordagem da terapia endodôntica são evidentes. Deve-se enfatizar que a endodontia é preferível à extração. O paciente deve ser informado de que o tratamento salva o dente e evita a perfuração de dentes adjacentes, que não há sangramento e que a dor após a consulta é mínima. Ao tratar um dente com polpa necrótica, o dentista deve salientar que não é necessária qualquer injeção.

Se houver uma escolha de dentes para tratar na visita inicial, deve ser escolhido o mais fácil (de preferência não um molar mandibular, onde ocorrem os maiores problemas anestésicos). Todas as precauções de administração anestésica discutidas no segmento sobre hipertensão devem ser observadas. Deve ser efectuado um tratamento, mesmo que superficial, na primeira consulta. Uma consulta inicial tranquila e relativamente indolor é o melhor remédio para indicar que o tratamento posterior não terá incidentes.

Nas consultas longas ou potencialmente dolorosas, os hipnóticos devem ser prescritos se houver alguém que acompanhe o doente à saída do consultório. Estes pré-medicamentos não devem, em caso algum, ser utilizados se o doente não puder ser acompanhado.

Um estado altamente emocional que pode ser encontrado na endodontia é visto em pacientes que sofrem de cancerofobia. Deve-se ter muito cuidado na apresentação do caso para evitar até mesmo a mera sugestão de que um tumor está presente, pois um problema na área periapical pode ser descrito de forma descuidada. Um seio crónico drenante, um abcesso alveolar crónico ou uma bolsa periodontal endodôntica podem ser considerados malignos por esse doente. A melhor forma de acalmar um doente com fobia ao cancro, que tem um problema na região periapical e está preocupado com as suas implicações, pode ser fazer uma cirurgia e uma biopsia da lesão. A ansiedade pode aumentar se a radiolucência demorar demasiado tempo a sarar após um tratamento não cirúrgico.[102]

19) TERAPIA COM DROGAS E MEDICAMENTOS

Para além das doenças, a história clínica deve incluir informações relativas à terapêutica medicamentosa passada e atual do doente. Esta informação é importante para esclarecer quaisquer questões sobre a condição física do doente e os possíveis efeitos esperados de quaisquer medicamentos que possam ser necessários para o problema dentário atual. Este segmento da anamnese também deve incluir quaisquer reacções adversas que o doente tenha tido a quaisquer medicamentos, em especial aos utilizados em associação com a terapia dentária.

Alguns dentistas preferem recolher a história clínica diretamente, em vez de pedir ao paciente que preencha um formulário. No entanto, devido à longa lista de medicamentos atualmente em uso comum, o historial médico do paciente

O historial de medicamentos deve ser obtido através de uma lista preparada ou através do preenchimento de um questionário pelo doente. Se for utilizado um formulário, este deve incluir as seguintes informações.

Tomou ou está a tomar algum dos seguintes fármacos ou medicamentos? Indique quaisquer reacções invulgares que tenha tido a qualquer um deles.

- Penicilina
- Sulfonamidas
- Outros antibióticos
- Aspirina ou substitutos da aspirina
- Outros analgésicos, como Darvon, Tylenol ou Vicodin
- Anti-histamínicos
- Sedativos ou comprimidos para dormir
- Tranquilizantes
- Cortisona ou outros esteróides
- Anticoagulantes ou anticoagulantes
- Digitalis, nitroglicerina ou outros medicamentos para problemas cardíacos
- Medicamentos para reduzir a tensão arterial
- Medicamentos para reduzir o excesso de líquidos (diuréticos)
- Insulina ou outros medicamentos para a diabetes Outros (queira indicar)

Um doente pode estar a tomar um medicamento mas desconhecer a sua ação ou os seus principais ingredientes. Através do Mosby's Drug Consult

2003, o fármaco pode ser determinado por comparação com o guia de identificação de fármacos, que tem reproduções a cores da maioria dos produtos. O tipo e a ação da maioria dos medicamentos podem ser explicados por outras secções do Mosby's Drug Consult. É aconselhável consultar o médico do doente se forem necessários mais esclarecimentos.

Antes de prescrever qualquer medicamento a um doente, o dentista deve ter a certeza de que a administração anterior não resultou numa reação alérgica ou numa idiossincrasia. Isto é particularmente verdadeiro para os antibióticos ou analgésicos, que são frequentemente prescritos durante o tratamento endodôntico, mas que têm um potencial alérgico considerável. Foram comunicadas com alguma frequência reacções alérgicas à penicilina ou às tetraciclinas. Alguns doentes sofrem de desconforto gástrico após tomarem aspirina e outros têm reacções invulgares à codeína, ao Darvon ou a outros analgésicos. A sulfonamida pode ser utilizada como medicação intracanal, mas apenas quando não há historial de alergia.

Os pacientes com alergias gerais, em oposição às causadas apenas por medicamentos específicos, podem apresentar alguns problemas durante o curso da terapia endodôntica. Embora não existam factos concretos, muitos clínicos observaram que os doentes alérgicos sofrem de crises mais frequentemente do que os doentes não alérgicos. Este facto deve ser tido em consideração quando se tratam condições que são mais propensas a problemas intratratamento em doentes com um historial de alergias. Ao tratar pacientes com lesões periapicais, o

o tempo entre as consultas deve ser reduzido ao mínimo quando se utilizam as tabelas do Capítulo 16. Estes doentes devem ser bem monitorizados durante o tratamento e consultados rapidamente se for observado um sinal incipiente de exacerbação. O simples facto de colocar estes doentes sob cobertura antibiótica pode não resolver o problema. O antibiótico pode ser ineficaz ou, pior ainda, provocar uma resposta alérgica. O surto pode ser imunológico e não bacteriano.

Da mesma forma que não existem contra-indicações para a terapia endodôntica em nenhuma doença específica, nenhum regime de medicação sugere que se evite esse tratamento. No entanto, os doentes que tomam doses elevadas de esteróides sofrem frequentemente de dor durante o tratamento e de exacerbações devido à supressão da resposta inflamatória. Os esteróides são prescritos para doentes com pênfigo, artrite reumatoide, esclerodermia, lúpus eritematoso e outras doenças do colagénio. O tipo mais ligeiro de infeção pode tornar-se grave em doentes que recebem terapêutica com esteróides. Além disso, muitos sinais e sintomas de inflamação que ajudam um médico ou dentista a fazer um diagnóstico são suprimidos.

Ao efetuar o tratamento endodôntico em pacientes que estão a receber terapia com esteróides, o dentista deve assegurar que as consultas são marcadas com um intervalo máximo de 48 a 72 horas. A separação habitual das consultas por uma semana ou mais prolonga demasiado o período de terapia e aumenta a possibilidade de os microrganismos serem atraídos para o local da irritação e ganharem um

de uma exacerbação. O tratamento de dentes com polpas vitais deve ser efectuado em duas sessões, mesmo que cada sessão exija um tempo considerável. Os casos necróticos são tratados em três consultas sempre que possível, de preferência num período de 1 semana. O selamento rápido das zonas apicais evita que os micróbios encontrem um excelente local de reprodução. Se surgirem indícios de uma infeção ou se for necessária uma intervenção cirúrgica, o médico do doente deve instituir uma terapêutica antibiótica e aumentar a dose de esteróides. Condições de stress para estes doentes, como em cirurgias, infecções ou traumatismos, podem produzir insuficiência suprarrenal, a menos que a dose de esteróides seja aumentada.

Os grandes e frequentes utilizadores de aspirina podem ter problemas de hemorragia durante a incisão extra-oral e drenagem ou cirurgia periapical. Quando o dentista prescreve hipnóticos ou outros fármacos, os doentes submetidos a uma terapêutica com tranquilizantes substanciais podem ter efeitos secundários estranhos. Antes de serem recomendados quaisquer outros medicamentos, o médico deve ser consultado.[102]

20) REACÇÕES ALÉRGICAS

A alergia é definida como um estado de hipersensibilidade adquirido através da exposição a um determinado alergénio, cuja reexposição produz uma maior capacidade de reação. As reacções alérgicas variam desde reacções ligeiras e retardadas que ocorrem até 48 horas após a exposição, até reacções imediatas com risco de vida que ocorrem segundos após a exposição.

MAIS COMUM EM CONSULTÓRIOS DENTÁRIOS

- **Tipo I** (mediada por IgE) A reação alérgica de tipo I subdivide-se em várias formas com base na resposta
- Anafilaxia generalizada (sistémica)
- Anafilaxia localizada
- Urticária

- Asma brônquica
- Alergia alimentar
- **Tipo IV** (Reação retardada)
- Dermatite de contacto

TESTES DE DIAGNÓSTICO

- **Teste de punção cutânea** - Colocação de uma pequena quantidade de medicamento na pele, mais frequentemente no antebraço, braço ou costas.
- O diâmetro da pápula é medido após 15 minutos e a reação é considerada positiva quando o diâmetro é maior e provoca comichão em comparação com o controlo negativo.
- **Teste** intradérmico - Injeção de uma pequena quantidade do medicamento diluído em soro fisiológico sob a superfície da pele.
- Após cerca de 20 minutos, a área é examinada para detetar uma reação no local.

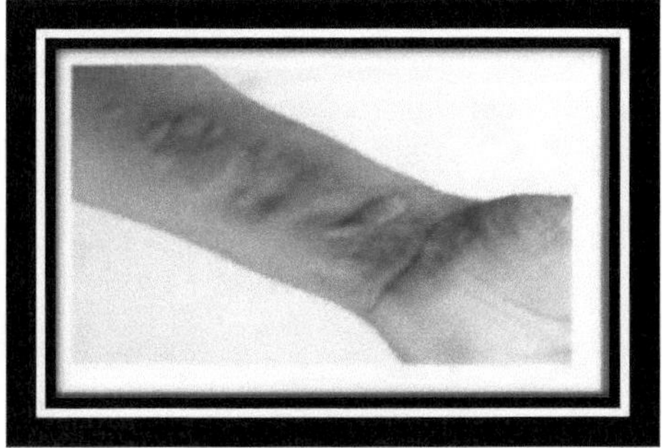

FIG 43

GESTÃO DA ANAFILAXIA

- Ação imediata

i. Identificar a reação anafilática
ii. Remover o alergénio (se ainda estiver presente)
iii. Ativar o EMS
iv. Colocar o doente em posição supina. Se a respiração for difícil, deixar o doente sentar-se.
v. Avaliar as vias respiratórias, a respiração e a circulação.
vi. Administrar sem demora uma injeção IM de Epinefrina 1:1000 IM 0,3-0,5 mg, repetir de 5 em 5 minutos conforme necessário.

OUTRA INTERVENÇÃO COM BASE NA RESPOSTA INICIAL

- Estabelecer uma via aérea desobstruída e administrar oxigénio
- Se necessário, em qualquer altura, iniciar a RCP
- Broncodilatadores (em caso de dificuldade respiratória)
- Anti-histamínicos H1&H2 (até que o inchaço diminua)
- Esteróides orais (para reduzir o risco de recorrência dos sintomas após uma reação grave) Anti-histamínicos - Benadryl 50 mg IM Porquê epinefrina primeiro? Para contrariar os sintomas mais graves da anafilaxia (cardiovasculares e respiratórios)

EMERGENCY	SIGN AND SYMPTOMS	TREATMENT
ANAPHYLAXIS	Acute anxiety, rash, itching, respiratory distress, wheezing, cyanosis, severe drop in blood pressure	Epinephrine 1:1000 IV or intralingual, 0.125-0.25 cc (child) 0.5 cc (adult), oxygen, Benadryl IM 25-50 mg (child), 50-100 mg (adult)-hospitalization
ALLERGIC REACTION	Itching, swelling of face, hands, and eyelids, rash Treatment	Mild-Benadryl orally 25-50 mg (child), 50-100 mg (adult)-physician. Moderate-Benadryl IM 25-50 mg (child), 50-100 mg (adult),-physician
ACUTE ASTHAMATIC ATTACK	Wheezing, rapid and full pulse, prolonged expirations	Mild-patient use own medical inhaler, oxygen. Severe-Epinephrine 1:1000 subcutaneously 0.125-0.25 cc (child), 0.25-0.5 cc (adult), semierect position, oxygen-physician
SYNCOPE	Slow, weak pulse, drop in blood pressure, cold, clammy skin, dilated pupils, loss of consciousness	Trendelenburg position, oxygen, loosen clothing, cold towel on forehead, ammonia stimulant
RESPIRATORY OBSTRUCTION	Choking, coughing, wheezing, violent attempts to breathe, cyanosis	Blows on back, Heimlich maneuver, suction, ventilate, attempt removal with forcep, cricothyrotomy
EPILEPTIC SEIZURE	Grand mal-clonic convulsions, frothing at mouth, unconsciousness	Patient on floor, protect from injury, loosen clothing- physician

QUADRO 25

CONCLUSÃO

Existe sempre a possibilidade de desenvolvimento de uma emergência médica num doente clinicamente comprometido. Nunca é demais salientar a importância de uma anamnese pormenorizada. Todos os dentistas e o pessoal dos consultórios dentários devem estar preparados para reconhecer e tratar as reacções adversas utilizando as diretrizes actuais apropriadas. Embora exista um vasto leque de doenças sistémicas, este capítulo centrou-se apenas em condições selecionadas que requerem o máximo cuidado. A terapia endodôntica, em vez da extração, pode ser o tratamento de escolha para pacientes medicamente comprometidos devido ao seu estado de saúde e psicológico. Hoje em dia, os endodontistas estão muito bem informados sobre as doenças sistémicas e podem oferecer um tratamento endodôntico de alto nível, ao mesmo tempo que minimizam o potencial problema relacionado com a saúde geral do paciente.

RECOMENDAÇÕES PARA A PREVENÇÃO DE INFECÇÕES (MODIFICADAS E ADAPTADAS DO CDC, DEPARTAMENTO DE SAÚDE E RECURSOS HUMANOS DOS EUA, 2016)

Administrative measures

1. Develop and maintain written infection prevention policies and procedures specific for the dental setting based on evidence-based guidelines (e.g., CDC/Healthcare Infection Control Practices Advisory Committee [HICPAC]), regulations, or standards.
2. Infection prevention policies and procedures should be reassessed at least annually.
3. At least one individual trained in infection prevention is assigned responsibility for coordinating the program.

Dental healthcare personnel safety (DHCP)

1. All staff should be immunized according to the current CDC recommendations for immunizations, evaluation, and follow-up. There is a written policy regarding immunizing DHCP, including a list of all required and recommended immunizations for DHCP (e.g., hepatitis B, MMR (measles, mumps, rubella), varicella (chicken pox), Tdap (tetanus, diphtheria, pertussis)).
2. A log of needlesticks, sharps injuries, and other employee exposure events should be maintained.
3. Referral arrangements should be in place to qualified healthcare professionals (e.g., occupational health program of a hospital) to ensure prompt and appropriate provision of preventive services, occupationally related medical services, and postexposure management with medical follow-up.
4. Establish routine evaluation of the infection prevention program

QUADRO 26

Sharps safety

1. Sharp items (needles, burs, scalers, etc.) that are contaminated with patient blood and saliva should be considered as potentially infective.
2. Do not recap used needles by using both hands or any other technique that involves directing the point of a needle toward any part of the body.
3. Place used disposable syringes and needles and any other sharp items in appropriate puncture-resistant containers located as close as possible to the area where the items are used.

Sterilization and disinfection of patient care devices

1. Written policies and procedures should be available to ensure reusable patient care instruments, and devices are cleaned and reprocessed appropriately before use on another patient.
2. Clean and disinfect/sterilize reusable dental equipment appropriately before use on any other patient, according to the manufacturer's instructions. If the manufacturer does not provide such instructions, the device may not be suitable for multi-use.
3. Wear appropriate PPE (personal protective equipment) when handling contaminated patient equipment (e.g., examination or heavy duty utility gloves, protective clothing, masks, eye protection) to prevent exposure to infectious agents or chemicals.
4. Routine maintenance for sterilization equipment should be performed according to manufacturer instructions and documented by written maintenance records.

QUADRO 27

BIBLIOGRAFIA

1. Peacock ME, Carson ME. Frequência de condições médicas auto-relatadas em pacientes periodontais. J Periodontol. 1995;66:1004-7.

2. Jain kittivong A, Yeh CK, Guest IF, Cottone JA. Avaliação das consultas médicas numa clínica dentária de pré-doutoramento. Oral Surg Oral Med Oral Pathol Oral Radiol Endod. 1995;80:409-13.

3. Little JW, Falace DA, Miller CS, Rhodus NL. Dental management of the medically compromised patient (Tratamento dentário do paciente clinicamente comprometido). 6ª ed., St. Louis, MO: Mosby; 2002.

4. Smeets EC, de Jong KJ, Abraham-Inpijn L. Detetar o paciente clinicamente comprometido em medicina dentária através da história médica relacionada com o risco. Um inquérito a 29.424 pacientes dentários nos Países Baixos. Prev Med. 1998;27:530-5.

5. Segura-Egea JJ, Jimenez-Moreno E, Calvo-Monroy C. Hipertensão e condição periapical dentária. J Endod. 2010;36:1800-4.

6. Lessard E, Click M, Ahmed A, Saric M. O paciente com um sopro cardíaco: avaliação, apreciação e considerações dentárias. J Am Dent Assoc. 2005;136:347-56.

7. Vasan RS, Larson MG, Leip EP, et al. Impact of high normal blood pressure on the risk of cardiovascular disease. N Engl J Med. 2001;345(18): 1291-7.

8. Chobanian AV, Bakris GL, Black HR, et al. O sétimo relatório do comité nacional conjunto para a prevenção, deteção, avaliação e tratamento da hipertensão arterial: o relatório JNC 7. JAMA. 2003;289(19):2560-72.

9. Hogan J, Radhakrishnan J. The assessment and importance of hypertension in the dental setting. Dent Clin N Am. 2012;56:731-45.

10. Wilson W, Taubert KA, Gewitz M, Lockhart PB, Baddour LM, Levison M, et al. Diretrizes da Associação Americana do Coração para a qualidade dos cuidados e resultados do Grupo de Trabalho Interdisciplinar de Investigação. J Am Dent Assoc. 2007;138:739-60.

11. Herman WW, Konzelman JL, Prisant LM. Novas diretrizes nacionais sobre hipertensão: um resumo para a medicina dentária. J Am Dent Assoc.

2004;135:576-84.

12. Hargreaves KM, Cohen S, Berman LH. Seleção de casos e planeamento do tratamento. Em: Rosenberg PA, Frisbie JC, Hargreaves KM, Cohen S, editores. Cohen's Pathways of the pulp (Vias da polpa de Cohen). 10ª edição. Louis, MO: Mosby Elsevier; 2011. p. 71-87.

13. Malamed SF. Conhecer os seus pacientes. J Am Dent Assoc. 2010;141:S3-7.

14. Cruz-Pamplona M, Jimenez-Soriano Y, Sarrión-Pérez MG. Considerações dentárias em pacientes com doença cardíaca. J Clin Exp Dentist. 2011;3:97-105.

15. Hupp JR. Doença cardíaca isquémica: considerações sobre a gestão dentária. Dent Clin N Am. 2006;50:483-91.

16. Margaix-Muñoz M, Jiménez-Soriano Y, Poveda-Roda R, Sarrión G. Doenças cardiovasculares na prática dentária. Considerações práticas. Med Oral Patol Oral Cir Bucal. 2008;13:296-302.

17. Malamed SF. Manual de anestesia dentária. 5a ed. St Louis, MO: Elsevier Mosby; 2004.

18. Pérusse R, Goulet JP, Turcotte JY. Contra-indicações para vasoconstritores em medicina dentária: parte I. Doenças cardiovasculares. Oral Surg Oral Med Oral Pathol. 1992;74:679-86.

19. Bavitz JB. Gestão dentária de pacientes com hipertensão. Dent Clin N Am. 2006;50:547-62.

20. Connolly HM, Crary JL, McGoon MD, Hensrud DD, Edwards BS, Edwards WD, et al. Doença cardíaca valvular associada à fenfluramina-fentermina. N Eng J Med. 1997;337:581-8.

21. Warburton G, Caccamese JF Jr. Doença cardíaca valvular e insuficiência cardíaca: considerações sobre o tratamento dentário. Dent Clin N Am. 2006;50:493-512.

22. Pototski M, Amenábar JM. Gestão dentária de pacientes que recebem anticoagulação ou tratamento antiplaquetário. J Oral Sci. 2007;49:253-8.

23. Bonow RO, Carabello BA, Kanu C, de Leon AC Jr, Faxon DP, et al.

Grupo de Trabalho sobre Diretrizes Práticas do American College of Cardiology/American Heart Association; Society of Cardiovascular Anesthesiologists; Society for Cardiovascular Angiography and Interventions; Society of Thoracic Surgeons. Diretrizes ACC/AHA 2006 para a gestão de doentes com doença cardíaca valvular: A report of the American College of Cardiology/American Heart Association Task Force on Practice Guidelines (comité de redação para rever as diretrizes de 1998 para a gestão de doentes com doença cardíaca valvular): Desenvolvido em colaboração com a sociedade de anestesiologistas cardiovasculares: Endossado pela sociedade de angiografia e intervenções cardiovasculares e pela sociedade de cirurgiões torácicos. Circulation. 2006;114:e84-231.

24. Lockhart PB, Loven B, Brennan MT, Fox PC. The evidence base for the efficacy of antibiotic prophylaxis in dental practice (A base de provas da eficácia da profilaxia antibiótica na prática dentária). J Am Dent Assoc. 2007;138:458-74.

25. Brennan MT, Wynn RL, Miller CS. Aspirina e hemorragia em medicina dentária: uma atualização e recomendações. Oral Surg Oral Med Oral Pathol Oral Radiol Endod. 2007;104:316-23.

26. Little JW Falace DA, Miller CS, Rhodus NL. Gestão do paciente hipertenso em medicina dentária. 5ª ed.. St Louis, MO: Mosby; 1997. p. 176-92.

27. Beck DE. Novas diretrizes para a prevenção da endocardite infecciosa. Ochsner J. 2007;7:106.

43. Dougall A, O'Mahoney B. Evaluation of a collaborative model of shared care designed to increase access to preventive and restorative dentistry for patients with haemophilia (Avaliação de um modelo colaborativo de cuidados partilhados concebido para aumentar o acesso a medicina dentária preventiva e restauradora para pacientes com hemofilia). Haemophilia. 2010;16(Suppl 4):50. (Abs no 11FP04).

44. Berry E, Hilgartner M, Mariani G, Sultan Y. Membros do Conselho Médico Consultivo, Federação Mundial de Hemofilia. In: Jones P, editor. Haemophilia: facts for health care professionals. Genebra: Organização Mundial de Saúde; 1996.

45. Bolton-Maggs PH, Pasi KJ. Haemophilias A e B. Lancet. 2003;361:1801- 9.

46. Brewer A, Correa ME. Diretrizes para o tratamento dentário de pacientes com doenças hemorrágicas hereditárias. Montréal: Federação Mundial de Hemofilia; 2006. (Tratamento da hemofilia, monografia nº 40).

47. Brewer AK, Roebuck EM, Donachie M, et al. O tratamento dentário de pacientes adultos com hemofilia e outras doenças hemorrágicas congénitas. Haemophilia. 2003;9:673-7.

48. Freedman M, Dougall A, White B. An audit of a protocol for the management of patients with hereditary bleeding disorders undergoing dental treatment. J Disabil. Oral Health. 2009;10:151-5.

49. Richter S, Stratigos GT. Tratamento de um hemofílico com um abcesso dentário e subsequente terapia de canal radicular e apicoectomia. N Y State Dent J. 1973;39:11-4.

50. Robertson D, Nusstein J, Reader A, Beck M, McCartney M. A eficácia anestésica da articaína na infiltração bucal de dentes posteriores mandibulares. J Am Dent Assoc. 2007;138:1104-12.

51. Jafri SM. Tromboprofilaxia periprocedimento em pacientes recebendo terapia anticoagulante crónica. Am Heart. 2004;147:3-15.

52. Suchina JA, Levine D, Flaitz CM. Avaliação clínica e radiológica retrospetiva do tratamento endodôntico não cirúrgico na infeção pelo vírus da imunodeficiência humana (VIH). J Contemp Dent Ract. 2006;7:1-8.

53. Quesnell BT, Alves M, Hawkinson RW Jr. O efeito do vírus da imunodeficiência humana no resultado do tratamento endodôntico. J Endod. 2005;31:633.

54. Hastreiter RJ, Jiang P. Do regular dental visits affect the oral health care provided to people with HIV. J Am Dent Assoc. 2002;133:1343-50.

55. Williams M. The HIV positive dentist in the United Kingdom the decline of the undiagnosed clinician (O dentista seropositivo no Reino Unido: o declínio do clínico não diagnosticado). J Am Med Dent Assoc. 1999;130:509-20.

56. Bonito AJ, Patton LL, Shugars DA, et al. Gestão de pacientes dentários que são seropositivos. Evidence Report/Technology Assessment No. 37

(Contrato 290-97-0011 com o Research Triangle Institute-University of North Carolina at Chapel Hill Evidencebased Practice Center). Publicação AHRQ n.º 01-E042. Rockville, MD: Agency for Healthcare Research and Quality; 2002.

57. Goldman M, Cloud GA, Wade KD, Reboli AC, Fichtenbaum CJ, Hafner R, et al. Um estudo aleatório sobre a utilização de fluconazol em terapia contínua versus episódica em doentes com infeção avançada pelo VIH e uma história de candidíase orofaríngea: AIDS Clinical Trials Group Study 323/Mycoses Study Group Study Study 40. Clin Infect Dis. 2005;41:1473-80.

58. Petereit G, Kirch W. Arzneimittelkommission: Beryfliche HIV-exposition und medikamentose Postexpositionsprophylaxe. Zahnartl Mitt. 1997;87:72-3.

59. Marcus U. Riscos e caminhos do VIH- Ubertragung. Auswirkungen auf Epidemiologie und Pravention der HIV- Infektion. Bundesgesundheitsblatt Gesundheitsforschung Gesundheitsschutz. 2001;44:554-61.

60. Diretrizes da DGZMK. Virusinfektionen in der Zahnarztpraxis. Dtsch Zahnarztl Z. 2000;55:298-9.

61. Gerner NW, Hurlen B, Dobloug G, Brandtzag P. Tratamento endodôntico e imunopatologia do granuloma periapical num doente com SIDA. Endod Dent Traumatol. 1988;4:127-31.

62. Ramsay DB, Friedman M, Borum ML. Does the race or gender of hepatitis C infected patients influence physicians' assessment of hepatitis A and hepatitis B serologic status? South Med J. 2007;100:683-5.

63. Papatheodoridis G, Hatzakis A. Public health issues of hepatitis C virus infection (Questões de saúde pública relacionadas com a infeção pelo vírus da hepatite C). Melhor Prática Res Clin Gastroenterol. 2012;26:371-80.

64. Nagao Y, Matsuoka H, Kawaguchi T, Ide T, Sata M. HBV and HCV infection in Japanese dental care workers. Int J Mol Med. 2008;21:791-9.

65. Grau-García-Moreno DM. Tratamento dentário de pacientes com doença hepática. Med Oral. 2003;8:23.

66. Younai FS, Murphy DC, Kotelchuck D. Exposições ocupacionais ao

sangue num ambiente de ensino dentário: resultados de um estudo de vigilância de dez anos. J Dent Educ. 2001;65:436-48.

67. Lodi G, Porter SR, Scully C. Infeção pelo vírus da hepatite C: revisão e implicações para o dentista. Oral Surg Oral Med Oral Pathol Oral Radiol Endod. 1998;86:8-22.

68. Centros de Controlo e Prevenção de Doenças (CDC). Recomendações actualizadas do CDC para a gestão de prestadores de cuidados de saúde e estudantes infectados com o vírus da hepatite B. MMWR Recomm Rep. 2012;61:1-40.

69. Golla K, Epstein JB, Cabay RJ. Doença hepática: perspectivas actuais sobre o tratamento médico e dentário. Oral Surg Oral Med Oral Pathol Oral Radiol Endod. 2004;98:516-21.

70. Krasteva A, Panov VE, Garoval M, Velikova R, Kisselova A, Krastev Z. Hepatite B e C em medicina dentária. JMAB. 2008;14:38-40.

71. Gordon MC. Fisiologia materna na gravidez. In: Gabbe SG, Niebyl JR, Simpson J, editores. Obstetrics: normal and problem pregnancies. 4a ed., New York. New York: Churchill Livingstone; 2002. p. 63-91.

72. Giglio JA, Lanni SM, Laskin DM, Giglio NW. Cuidados de saúde oral para a paciente grávida. J Can Dent Assoc. 2009;75:43-8.

73. Haas DA. Uma atualização sobre anestésicos locais em medicina dentária. J Can Dent Assoc. 2002;68(9):546-51.

74. Wynn RL, Meiller TF, Crossley HL. Drug information handbook for dentistry (Manual de informação sobre medicamentos para medicina dentária). 10ª ed. Hudson, OH: Lexi-Comp; 2005. p. 47-50. 145-8, 174-7, 2946, 348-50, 369-71, 471-4, 562-3, 594-6, 603-5, 702-4, 783-5, 823-6, 870-2, 917-20, 931-4, 1003-4, 1027-8.

75. Haas DA, Pynn BR, Sands TD. Drug use for the pregnant and lactating patient. Gen Dent. 2000;48(1):54-60.

76. Alexander RE. Onze mitos da cirurgia dentoalveolar. J Am Dent Assoc. 1998;129(9):1271-9.

77. Little JW, Falace DA, Miller CS, Rhodus NL. Dental management of the medically compromised patient (Tratamento dentário do paciente

clinicamente comprometido). 7ª ed., St. St. Louis, MO: C.V. Mosby; 2008. p. 268-78. (456).

78. Garg N, Garg A. Pregnancy considerations in dentistry (Considerações sobre a gravidez em medicina dentária). Indian J Res Dent. 2014;1:8-11.

79. Yuan K, Wing LY, Lin MT. O papel patogénico dos factores angiogénicos nos granulomas piogénicos da gravidez é modulado pelas hormonas sexuais femininas. J Periodontol. 2002;73:701-8.

80. Riscos associados e melhor estratégia para o tratamento do canal radicular durante a gravidez. 2017. http : //www.monashdental group.com.au/endodontic/ri sks - associatedandbest-strategy- for-root-canal-treatment-duringpregnancy/.

81. Richards AG, Colquitt WN. Reduction in dental X-ray exposures during the past 60 years (Redução da exposição aos raios X dentários nos últimos 60 anos). J Am Dent Assoc. 1981;103:713-8.

82. Katz VL. Cuidados pré-natais. In: Scott JR, Gibbs RS, Karlan BY, Haney AF, editores. Danforth's obstetrics and gynecology. 9ª edição. Philadelphia: Lippincott, Williams & Wilkins; 2003. p. 43-8.

83. Hellstein JW, Adler RA, Edwards B, Jacobsen PL, Kalmar JR, Koka S, et al. Gerir os cuidados de pacientes que recebem terapia anti-reabsortiva para prevenção e tratamento da osteoporose: Resumo executivo das recomendações do Conselho de Assuntos Científicos da Associação Dentária Americana. J Am Dent Assoc. 2011;142:1243-51.

84. Documento de posição da Associação Americana de Cirurgiões Orais e Maxilofaciais sobre osteonecrose da mandíbula relacionada com medicamentos. 2014.

85. Delmas PD. Clinical potential of RANKL inhibition for the management of postmenopausal osteoporosis and other metabolic bone diseases. J Clin Densitom. 2008;11:325-38.

86. Fizazi K, Carducci M, Smith M, Damião R, Brown J, Karsh L, et al. Denosumab versus ácido zoledrónico para o tratamento de metástases ósseas em homens com cancro da próstata resistente à castração: A randomised, double-blind study. Lancet. 2011;377:813-22. 87. Tenore G, Palaia G, Gaimari G, Brugnoletti O, Bove L, Lo Giudice R, et al. Osteonecrose dos

maxilares relacionada com medicamentos (MRONJ): atualização etiológica. Senses Sci. 2014;1:147-52.

88. Lo JC, O'Ryan FS, Gordon NP, Yang J, Hui RL, Martin D, et al. Prevalência de osteonecrose da mandíbula em pacientes com exposição oral a bisfosfonatos. J Oral Maxillofac Surg. 2010;68:243-53.

89. Associação Americana de Endodontia, Colegas para a Excelência, outono de 2012. Osteonecrose da mandíbula associada a bisfosfonatos.

90. Thomson PJ, Greenwood M, Meekan JG. General medicine and surgery for dental practitioners (Medicina geral e cirurgia para dentistas). Parte 6: cancro, radioterapia e quimioterapia. Br Dent J. 2010;2:65-8.

91. Principal JHP. Dental care for cancer patients. Can Med Assoc J. 1983;128:1062-3.

92. Ott SM. Segurança a longo prazo dos bisfosfonatos. J Clin Endocrinol Metab. 2005;90:1897-9.

93. Rogers MJ, Watts DJ, Russell RG. Overview of bisphosphonates. Cancer. 1997;80:1652-60.

94. Fleisch H. Development of bisphosphonates (Desenvolvimento de bisfosfonatos). Breast Cancer Res. 2002;4:30- 4.

95. de la Rosa García E, Mondragon Padilla A, Aranda Romo S, Bustamante Ramírez MA. Sintomas, sinais e lesões da mucosa oral em pacientes diabéticos com doença renal terminal e sem doença renal terminal. Med Oral Patol Oral Cir Bucal. 2006;11:E467-73.

96. Hedges SJ, Dehoney SB, Hooper JS, Amanzadeh J, Anthony J. Evidencebased treatment recommendations for uremic bleeding. Nat Clin Pract Nephrol. 2007;3:138-53.

97. Sharma DC, Pradeep AR. End stage renal disease and its dental management. N Y State Dent J. 2007;73:43-7.

98. Klassen JT, Krasko BM. O estado de saúde dentária dos doentes em diálise. J Can Dent Assoc. 2002;68:34-8.

99. Gudapati A, Ahmed P, Rada R. Gestão dentária de pacientes com insuficiência renal. Gen Dent. 2002;50:508-10.

100. Little JW, Falace DA, Miller CS, Rhodus NL. Gestão dentária do

paciente clinicamente comprometido de Little e Falace. 8ª ed., St. Louis, MO: Mosby; 2012. p. 240-50.

101. Hunt LW, Frigas E, Butterfield JH, Kita H, Blomgren J, Dunnette SL, et al. Treatment of asthma with nebulized lidocaine: a randomized, placebo-controlled study. J Allergy Clin Immunol. 2004;113:853-9.

102. Terapia endodôntica franklin s. weine, bs, dds, msd, facd, ficd Professor Emérito, Universidade de Loyola (Chicago). 6ª edição.

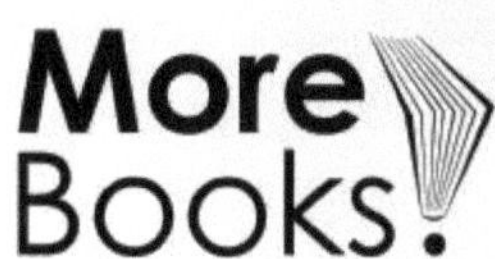

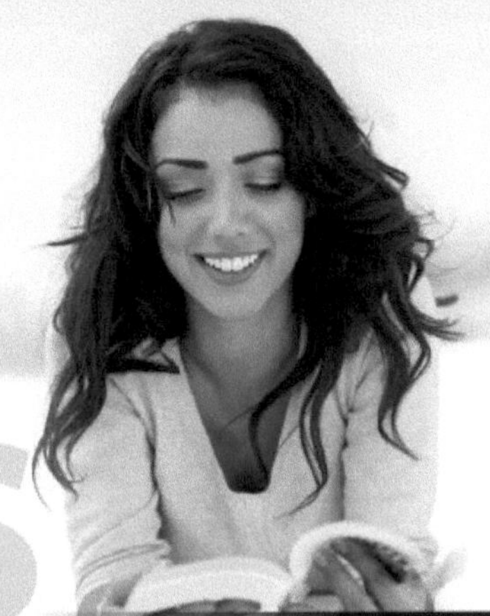

yes

I want morebooks!

Buy your books fast and straightforward online - at one of world's fastest growing online book stores! Environmentally sound due to Print-on-Demand technologies.

Buy your books online at
www.morebooks.shop

Compre os seus livros mais rápido e diretamente na internet, em uma das livrarias on-line com o maior crescimento no mundo! Produção que protege o meio ambiente através das tecnologias de impressão sob demanda.

Compre os seus livros on-line em
www.morebooks.shop

info@omniscriptum.com
www.omniscriptum.com

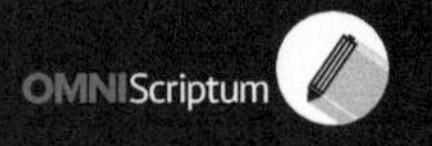

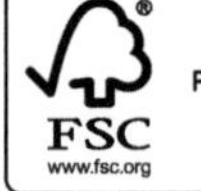

MIX
Papier aus verantwortungsvollen Quellen
Paper from responsible sources
FSC® C105338

Printed by Books on Demand GmbH, Norderstedt / Germany